大医释问丛书

一本书读懂
耳穴压丸法

主编 李 杨 朱庆文 杨建宇

U0210348

中原农民出版社

·郑州·

图书在版编目（CIP）数据

一本书读懂耳穴压丸法／李杨，朱庆文，杨建宇主编.—郑州：中原农民出版社，2020.6

（大医释问丛书）

ISBN 978-7-5542-2282-9

Ⅰ.①一… Ⅱ.①李… ②朱… ③杨… Ⅲ.①耳‐穴位疗法‐问题解答 Ⅳ.① R245.9-44

中国版本图书馆CIP数据核字（2020）第069385号

一本书读懂耳穴压丸法

YIBENSHU DUDONG ERXUE YAWANFA

出版社：中原农民出版社

地址：河南省郑州市郑东新区祥盛街27号7层

邮编：450016　　　　　　　　　　　　**电话：**0371-65751257

发行：全国新华书店

承印：新乡市豫北印务有限公司

开本：710mm×1010mm　　　　　　　　1/16

印张：7

字数：97千字

版次：2020年11月第1版　　　　　　**印次：**2020年11月第1次印刷

书号：ISBN 978-7-5542-2282-9　　　**定价：**28.00元

本书如有印装质量问题，由承印厂负责调换

编委会

内容提要

耳穴压丸法指的是选用质硬而光滑的小粒药物种子或者药丸等贴压耳穴来防治疾病的方法。这种方法比较安全，没有创伤，副作用小，操作简单，适应证广，所以在临床中受到人们广泛的喜爱。为了帮助读者熟练认识和掌握耳穴压丸法，本书特聘请长期从事耳穴压丸研究的临床一线专家，用通俗易懂的语言进行详细的解读。本书的主要内容包括耳穴压丸的定义、特色、适应证、注意事项、操作方法等；治疗的疾病，如感冒、咳嗽、哮喘、肺炎、失眠、心律失常、胃痛、呕吐、便秘、泄泻、月经不调、乳腺增生、荨麻疹等；还包括如何用耳穴压丸法进行保健美容的相关内容。希望本书能够为读者学习和掌握耳穴压丸法提供参考，并给大家带来健康的身体！

目 录

基础知识

1 什么是耳穴? ……001

2 耳和经络之间有什么联系? ……001

3 耳和脏腑之间有什么联系? ……002

4 耳穴的部位与功能主治有哪些? ……002

5 什么是耳穴压丸法? ……013

6 耳穴压丸法有哪些特色? ……013

7 耳穴压丸法能治疗哪些疾病? ……015

8 哪些人不适用耳穴压丸法? ……016

9 耳穴压丸法要注意什么? ……016

10 耳穴压丸法的操作方法有哪些? ……016

治疗疾病

1 感冒 ……018

2 咳嗽 ……019

3 哮喘 ……020

4 肺气肿 ……020

5 慢性支气管炎 ……021

6 肺炎 ……022

7 心律失常 ……023

8 失眠 ……024

9 嗜睡 ·· 025

10 胃痛 ·· 026

11 胃下垂 ·· 027

12 呕吐 ·· 028

13 泄泻 ·· 028

14 便秘 ·· 029

15 眩晕 ·· 030

16 神经衰弱 ·· 031

17 健忘 ·· 031

18 腹痛 ·· 032

19 胁痛 ·· 033

20 腰痛 ·· 034

21 心绞痛 ·· 034

22 水肿 ·· 035

23 头痛 ·· 036

24 偏头痛 ·· 037

25 高血压 ·· 038

26 低血压 ·· 039

27 糖尿病 ·· 040

28 面瘫 ·· 041

29 癫痫 ·· 042

30 痴呆症 ·· 043

31 脂肪肝 ·· 043

32 贫血 ·· 044

33 中风 ·· 045

34 中暑 ·· 046

35 类风湿性关节炎 ·· 047

36 肩酸痛 ·· 048

37 腰椎间盘突出症 ·· 049

38 落枕 ·······050

39 骨质增生 ·······051

40 脱肛 ·······051

41 下肢静脉曲张 ·······052

42 血栓闭塞性脉管炎 ·······053

43 痛风 ·······054

44 月经不调 ·······056

45 痛经 ·······056

46 闭经 ·······057

47 带下病 ·······058

48 乳腺增生 ·······059

49 盆腔炎 ·······061

50 子宫脱垂 ·······061

51 缺乳 ·······062

52 更年期综合征 ·······063

53 小儿呕吐 ·······064

54 小儿腹泻 ·······065

55 小儿流涎 ·······066

56 小儿厌食 ·······067

57 小儿遗尿 ·······067

58 小儿夜啼 ·······068

59 鹅口疮 ·······069

60 小儿惊风 ·······070

61 近视 ·······071

62 结膜炎 ·······071

63 沙眼 ·······072

64 流泪症 ·······073

65 鼻炎 ·······074

66 咽炎 ·······075

67 扁桃体炎 …………………………………… 075

68 耳鸣、耳聋 ………………………………… 076

69 牙痛 ………………………………………… 077

70 口腔溃疡 …………………………………… 078

71 痤疮 ………………………………………… 079

72 黄褐斑 ……………………………………… 079

73 皮肤瘙痒症 ………………………………… 080

74 带状疱疹 …………………………………… 081

75 湿疹 ………………………………………… 082

76 荨麻疹 ……………………………………… 083

77 牛皮癣 ……………………………………… 083

78 脱发 ………………………………………… 085

79 痔疮 ………………………………………… 085

80 癃闭 ………………………………………… 087

81 疝气 ………………………………………… 087

82 尿失禁 ……………………………………… 088

83 水肿 ………………………………………… 089

84 阳痿 ………………………………………… 090

85 遗精 ………………………………………… 091

86 早泄 ………………………………………… 092

87 前列腺增生 ………………………………… 092

保健美容

1 耳穴按摩保健法如何操作？ ………………… 094

2 耳穴减肥法常用处方是什么？ ……………… 098

3 耳穴戒烟法常用穴位有哪些？ ……………… 100

附 耳穴图

基础知识

 什么是耳穴?

在中医学的理论中,人的耳朵好像一个倒置的胎儿,屁股在上,头在下。耳郭正面的三个凹窝,上部的三角窝相当于盆腔,中部的耳甲艇相当于腹腔,下部的耳甲腔相当于胸腔;对耳轮体相当于躯干;耳舟相当于上肢;对耳轮上、下脚相当于下肢。人体的任何一个部分,五脏六腑、四肢百骸,在耳朵上都有其相应的点——耳穴。当人体有病时,耳郭上的相应耳穴会产生某些改变,如电阻变低、导电性增强,或变形、变色等,称为耳穴阳性反应。观测这些变化可以诊断疾病,刺激这些阳性反应区可以治疗疾病,而这些阳性反应的部位就是我们所说的耳穴。

 耳和经络之间有什么联系?

中医学认为人体各个部位都是通过经络进行连通的,耳和经络之间也存在着密切的关系,在中医经典著作《黄帝内经》中就对耳与经脉、经别、经筋的关系,进行了比较详细的记载。从十二经脉的循行路线中可以发现,手太阳小肠经、手少阳三焦经、足少阳三焦经、手阳明大肠经等经脉、经别都循行入耳中,而足阳明胃经和足太阳膀胱经的经脉又循行上耳前,至耳上角;六阴经的循行路线虽然没有直接入耳中,但是六阴经和六阳经互为表里,关系密切,所以与耳也有间接的关联性。

另外,在奇经八脉的循行路线中,阴跷脉和阳跷脉并入耳中,阳维脉循头入耳,所以也与耳有着密切的联系。

耳和脏腑之间有什么联系？

耳与经络之间有着密切的联系，而脏腑之间也是有经络进行连通的，因此耳与脏腑之间同样有着密切的关系。《厘正按摩要述》中对于耳郭和五脏的关系有这样的记载："耳珠属肾，耳轮属脾，耳上轮属心，耳皮肉属肺，耳背玉楼属肝。"由此可见，耳和五脏之间有着密切的联系。

另外，在中医学认为耳是一个倒置的婴儿，人体所有的脏腑器官在耳部有对应的部位，通过经络进行连通，所以耳与经络有着紧密的联系。根据这种联系，我们在临床上，可以通过观察耳部的形态和色泽的改变，以及按压相对应的痛点，来判断脏腑是否存在病变，并且通过对应的治疗来调整脏腑，预防和治疗疾病。

 耳穴的部位与功能主治有哪些？

（1）耳轮穴位：耳中、直肠、尿道、外生殖器、肛门、耳尖、结节、轮 1、轮 2、轮 3、轮 4。

1）耳中：部位在耳轮脚处，即耳轮 1 区。

功能主治：具有降逆、祛风、利膈、理血的功能，可以治疗打嗝、呃逆、过敏性荨麻疹、皮肤瘙痒症、小儿遗尿以及出血性疾病等疾病。

2）直肠：部位在耳轮脚棘前上方的耳轮处，即耳轮 2 区。

功能主治：具有调理肠胃、通便止泻的功能，可以治疗泄泻、便秘、腹痛、脱肛、痔疮等疾病。

3）尿道：部位在直肠上方的耳轮处，即耳轮 3 区。

功能主治：具有通利小便、清热利水的功能，可以治疗尿频、尿急、遗尿、小便淋漓、尿潴留、前列腺炎、尿道炎等疾病。

4）外生殖器：部位在对耳轮下脚前方的耳轮处，尿道穴上方，即耳轮 4 区。

功能主治：具有清利湿热、利水、消炎止痛的功能，可以治疗阳痿、腰膝酸痛、睾丸炎、附睾炎、阴囊湿疹、外阴瘙痒、阴道炎等疾病。

5）肛门：部位在三角窝前方的耳轮处，即耳轮 5 区。

功能主治：具有止痛、消炎的功能，可以治疗痔疮、肛裂、脱肛、肛周炎、肛门瘙痒等疾病。

6）耳尖：部位在耳郭向前对折的上部尖端处，即耳轮 6、7 区交界处。

功能主治：具有镇静、止痛、清热、解毒、消炎的功能，可以治疗发热、急性结膜炎、睑腺炎、神经衰弱、失眠、牙痛、扁桃体炎、失眠等疾病。

7）结节：部位在耳轮结节处，即耳轮 8 区。

功能主治：具有息风、止痉、平肝、潜阳、止痛的功能，可以治疗高血压病、头痛、头晕、肝区疼痛、眼睛干涩、失眠等疾病。

8）轮 1：部位在耳轮结节下方的耳轮处，即耳轮 9 区。

功能主治：具有息风、止痉、平肝、清热、解毒的功能，可以治疗高血压病、头痛、发热、扁桃体炎、上呼吸道感染等疾病。

9）轮 2：部位在轮 1 下方的耳轮处，即耳轮 10 区。

功能主治：具有息风、止痉、平肝、清热、解毒的功能，可以治疗高血压病、头痛、发热、扁桃体炎、上呼吸道感染等疾病。

10）轮 3：部位在轮 2 下方的耳轮处，即耳轮 11 区。

功能主治：具有清热、解毒、消炎的功能，可以治疗扁桃体炎、发热、上呼吸道感染等疾病。

11）轮 4：部位在轮 3 下方的耳轮处，即耳轮 12 区。

功能主治：具有清热、解毒、消炎的功能，可以治疗扁桃体炎、发热、上呼吸道感染等疾病。

（2）耳周穴位：指、腕、风溪、肘、肩、锁骨。

1）指：部位在耳舟上方处，即耳舟 1 区。

功能主治：具有消炎、活血、通络、止痛的功能，可以治疗手指麻木疼痛、手指冻疮、手指关节扭伤等疾病。

2）腕：部位在指区的下方处，即耳舟 2 区。

功能主治：具有舒筋、活血、通络、止痛的功能，可以治疗腕部扭伤、腕部疼痛、腕关节炎、腱鞘炎等疾病。

3）风溪：部位在耳轮结节前方，指区与腕区之间，即耳舟1、2区交界处。

功能主治：具有止咳、平喘、祛风、止痒的功能，可以治疗支气管哮喘、咳嗽、过敏性鼻炎、荨麻疹、皮肤瘙痒症、过敏性皮炎等疾病。

4）肘：部位在指区下方处，即耳舟3区。

功能主治：具有舒筋、活血、通络、止痛的功能，可以治疗肘区疼痛、风湿性肘关节炎、肘关节扭伤、肱骨外上髁炎、失眠等疾病。

5）肩：部位在肘区下方处，即耳舟4、5区。

功能主治：具有舒筋、活血、通络、止痛的功能，可以治疗肩部疼痛、肩关节周围炎、肩关节扭伤、风湿性肩关节炎、落枕、颈椎病等疾病。

6）锁骨：部位在肩区下方处，即耳舟6区。

功能主治：具有舒筋、活血、通络、止痛的功能，可以治疗肩关节周围炎、肩背痛、颈椎病、颈项部疼痛等疾病。

（3）对耳轮穴位：跟、趾、踝、膝、髋、坐骨神经、交感、臀、腹、腰骶椎、胸、胸椎、颈、颈椎。

1）跟：部位在对耳轮上脚前上部，即对耳轮1区。

功能主治：具有消肿、止痛、强筋骨的功能，可以治疗足跟疼痛、跟骨骨质增生、足跟冻疮等疾病。

2）趾：部位在耳尖下方的对耳轮上脚后上部，即对耳轮2区。

功能主治：具有消肿、活血、通络、止痛的功能，可以治疗趾部麻木疼痛、趾关节扭伤、足趾冻疮等疾病。

3）踝：部位在趾、跟区下方处，即对耳轮3区。

功能主治：具有舒筋、活血、通络、止痛的功能，可以治疗踝关节扭伤疼痛、踝关节炎等疾病。

4）膝：部位在对耳轮上脚的中1/3处，即对耳轮4区。

功能主治：具有舒筋、活血、通络、止痛的功能，可以治疗膝关节疼痛等。

5）髋：部位在对耳轮上脚的下1/3处，即对耳轮5区。

功能主治：具有舒筋、活血、通络、止痛的功能，可以治疗髋关节疼痛、髋关节炎、腰骶部疼痛、坐骨神经痛等疾病。

6）坐骨神经：部位在对耳轮下脚的前 2/3 处，即对耳轮 6 区。

功能主治：具有舒筋、活血、通络、止痛的功能，可以治疗坐骨神经痛。

7）交感：部位在对耳轮下脚末端与耳轮内缘相交处，即对耳轮 6 区前端。

功能主治：具有舒筋、活血、止痛、定痉、滋阴潜阳的功能，可以治疗心悸怔忡、失眠、自汗、胃肠痉挛性疼痛、肾绞痛、胆绞痛、心绞痛、胆石症、自主神经功能紊乱、尿路结石等疾病。

8）臀：部位在对耳轮下脚的后 1/3 处，即对耳轮 7 区。

功能主治：具有舒筋、活血、通络、止痛的功能，可以治疗坐骨神经痛、臀筋膜炎等疾病。

9）腹：部位在对耳轮体前部上 2/5 处，即对耳轮 8 区。

功能主治：具有健脾和胃、调理脏腑、活络、止痛的功能，可以治疗消化不良、腹胀、腹痛、腹泻、便秘、痛经、月经不调等疾病。

10）腰骶椎：部位在腹区后方，即对耳轮 9 区。

功能主治：具有通络、止痛、补肾的功能，可以治疗腰腿痛、腰扭伤、腰骶椎骨质增生、骶髂关节炎等疾病。

11）胸：部位在对耳轮体前部中 2/3 处，即对耳轮 10 区。

功能主治：具有消肿、理气、止痛、解郁的功能，可以治疗胸闷、胸胁疼痛、乳腺炎、乳房胀痛等疾病。

12）胸椎：部位在胸区后方，即对耳轮 11 区。

功能主治：具有通络、止痛的功能，可以治疗胸部疼痛、肋间神经痛、乳腺炎、乳房胀痛等疾病。

13）颈：部位在对耳轮体前部下 1/5 处，即对耳轮 12 区。

功能主治：具有舒筋、活络、消肿、止痛的功能，可以治疗落枕、颈椎病、颈部疼痛、甲状腺功能亢进或减退等疾病。

14）颈椎：部位在颈区后方，即对耳轮 13 区。

功能主治：具有舒筋、活血、通络、止痛的功能，可以治疗落枕、颈椎病、颈部扭伤、颈部疼痛等疾病。

（4）三角窝穴位：角窝上、内生殖器、角窝中、神门、盆腔。

1）角窝上：部位在三角窝前 1/3 的上部，即三角窝 1 区。

功能主治：具有息风、止痉、平肝的功能，可以治疗高血压病、头痛、头晕等疾病。

2）内生殖器：部位在三角窝前 1/3 的下部，即三角窝 2 区。

功能主治：具有消炎、止痛、调经、止带、补肾填精的功能，可以治疗白带过多、月经不调、闭经、痛经、遗精、阳痿、早泄、性欲减退、更年期综合征等疾病。

3）角窝中：部位在三角窝中 1/3 处，即三角窝 3 区。

功能主治：具有清热、止咳、平喘的功能，可以治疗哮喘、咳嗽、便秘等疾病。

4）神门：部位在三角窝后 1/3 上部，即三角窝 4 区。

功能主治：具有镇静安神、止咳、平喘、消炎、止痛的功能，可以治疗高血压病、头晕、头痛、失眠、哮喘、疼痛、荨麻疹、皮肤瘙痒症等疾病。

5）盆腔：部位在三角窝后 1/3 下部，即三角窝 5 区。

功能主治：具有活血、化瘀、消炎、止痛的功能，可以治疗月经不调、痛经、小腹疼痛、盆腔炎、附件炎、阳痿、前列腺炎等疾病。

（5）耳屏穴位：上屏、下屏、外耳、屏尖、外鼻、肾上腺、咽喉、内鼻、屏间前。

1）上屏：部位在耳屏外侧面上 1/2 处，即耳屏 1 区。

功能主治：具有清热生津、宁心、安神的功能，可以治疗消渴、心悸、头晕、耳鸣、心烦、失眠、多梦等疾病。

2）下屏：部位在耳屏外侧面下 1/2 处，即耳屏 2 区。

功能主治：具有清热的功能，可以治疗消渴。

3）外耳：部位在屏上切迹前方近耳轮部，即耳屏 1 区上缘处。

功能主治：具有消炎、活络、止痛、聪耳的功能，可以治疗中耳炎、耳鸣、耳聋、眩晕、外耳道炎等疾病。

4）屏尖：部位在耳屏游离缘上部尖端，即耳屏 1 区后缘处。

功能主治：具有清热、解毒、止痛的功能，可以治疗发热、牙痛等疾病。

5）外鼻：部位在耳屏外侧面中部，即耳屏 1、2 区之间。

功能主治：具有清热、解毒、消肿、止痛的功能，可以治疗鼻塞、过敏性鼻炎、鼻疖、鼻子红肿等疾病。

6）肾上腺：部位在耳屏游离缘下部尖端，即耳屏 2 区后缘处。

功能主治：具有消炎、消肿、抗过敏、抗风湿、调节肾上腺的功能，可以治疗风湿病、过敏性鼻炎、过敏性皮炎、低血压、发热、咳嗽、哮喘等疾病。

7）咽喉：部位在耳屏内侧面上 1/2 处，即耳屏 3 区。

功能主治：具有清热、利咽喉的功能，可以治疗慢性咽炎、梅核气、扁桃体炎、声音嘶哑等疾病。

8）内鼻：部位在耳屏内侧面下 1/2 处，即耳屏 4 区。

功能主治：具有宣通鼻窍的功能，可以治疗各种鼻炎、副鼻窦炎、鼻疖、鼻塞、流涕等疾病。

9）屏间前：部位在屏间切迹前方耳屏最下部，即耳屏 2 区下缘处。

功能主治：具有清肝、明目的功能，可以治疗眼干、眼昏、假性近视、视网膜炎等疾病。

（6）对耳屏穴位：额、屏间后、颞、枕、皮质下、对屏尖、缘中、脑干。

1）额：部位在对耳屏外侧面的前部，即对耳屏 1 区。

功能主治：具有消炎、镇痛、镇静、安神的功能，可以治疗失眠、多梦、头痛、头晕、牙痛、鼻炎等疾病。

2）屏间后：部位在屏间切迹后方，对耳屏下部，即对耳屏 1 区下缘处。

功能主治：具有清肝、明目的功能，可以治疗结膜炎、睑腺炎、眼干、眼昏、假性近视等疾病。

3）颞：部位在对耳屏外侧面中部，即对耳屏 2 区。

功能主治：具有镇静、镇痛的功能，可以治疗头晕、头昏、耳鸣、头痛、耳聋等疾病。

4）枕：部位在对耳屏外侧面的后部，即对耳屏 3 区。

功能主治：具有息风止痉、消炎、镇痛、镇静、安神的功能，可以治疗高血压病、颈椎病、头晕、失眠、头痛、神经衰弱、近视等疾病。

5）皮质下：部位在对耳屏内侧面，即对耳屏 4 区。

功能主治：具有消炎、止痛、消肿、安神，以及调节大脑皮质兴奋与抑制的功能，可以治疗胃炎、胃肠溃疡、多梦、失眠、自主神经功能紊乱、冠心病等疾病。

6）对屏尖：部位在对耳屏游离缘尖端，即对耳屏 1、2、4 区交点处。

功能主治：具有祛风、止痒、抗过敏、清热、解毒、消炎、平喘的功能，可以治疗皮肤瘙痒症、哮喘、支气管炎、睾丸炎、附睾炎等疾病。

7）缘中：部位在对耳屏游离缘上，对耳屏尖与轮屏切迹之中点处，即对耳屏 2、3、4 区交点处。

功能主治：具有健脾、益肾、安神、益脑的功能，可以治疗头晕、健忘、失眠、记忆力减退、月经不调、阳痿、遗尿等疾病。

8）脑干：部位在轮屏切迹处，即对耳屏 3、4 区与对耳轮之间。

功能主治：具有安神、益脑、镇静、息风的功能，可以治疗头痛、失眠、耳鸣、记忆力减退、抽搐、神经衰弱等疾病。

（7）耳甲穴位：口、食道、贲门、胃、十二指肠、小肠、大肠、阑尾、艇角、膀胱、肾、输尿管、胰胆、肝、艇中、脾、心、气管、肺、三焦、内分泌。

1）口：部位在耳轮脚下方前 1/3 处，即耳甲 1 区。

功能主治：具有清火、祛风、活络的功能，可以治疗牙周炎、胆石症、口腔炎、舌炎、喉炎等疾病。

2）食道：部位在耳轮脚下方中 1/3 处，即耳甲 2 区。

功能主治：具有宽胸、理气、清利食道的功能，可以治疗食管炎、胸闷、食管痉挛、呼吸不通畅等疾病。

3）贲门：部位在耳轮脚下方后 1/3 处，即耳甲 3 区。

功能主治：具有健脾、和胃、降逆、缓解痉挛的功能，可以治疗神经性呕吐、胃痛、消化不良、食欲不振、贲门痉挛等疾病。

4）胃：部位在耳轮脚消失处，即耳甲 4 区。

功能主治：具有健脾、和胃、止痛、缓解痉挛的功能，可以治疗胃痛、消化不良、胃肠功能紊乱、呃逆、失眠、牙痛等疾病。

5）十二指肠：部位在耳轮脚上缘及部分耳轮与 AB 线之间的后 1/3 处，即耳甲 5 区。

功能主治：具有清热、解毒、止痛、缓解痉挛的功能，可以治疗消化不良、胆石症、胆囊炎、腹痛等疾病。

6）小肠：部位在耳轮脚上缘及部分耳轮与 AB 线之间的中 1/3 处，即耳甲 6 区。

功能主治：具有消食、调理脏腑、宁心、安神的功能，可以治疗腹痛、腹胀、腹泻、消化不良、胃肠功能紊乱、心烦、心悸、咽痛、口腔溃疡等疾病。

7）大肠：部位在耳轮脚上缘及部分耳轮与 AB 线之间的前 1/3 处，即耳甲 7 区。

功能主治：具有宣肺、止泻、通便的功能，可以治疗腹泻、腹痛、便秘、鼻炎、咽炎等疾病。

8）阑尾：部位在小肠区与大肠区之间，即耳甲 6、7 区交界处。

功能主治：具有消炎、止痛的功能，可以治疗腹泻、腹痛、阑尾炎等疾病。

9）艇角：部位在耳甲艇对耳轮下脚下方前部，即耳甲 8 区。

功能主治：具有清热、利水、补肾的功能，可以治疗尿道炎、前列腺肥大、前列腺炎等疾病。

10）膀胱：部位在耳甲艇部，对耳轮下脚下方中部，即耳甲 10 区。

功能主治：具有痛经、活络、清热、利水的功能，可以治疗腰痛、坐骨神经痛、膀胱炎、尿道炎、尿路结石、遗尿、尿潴留、尿失禁等疾病。

11）肾：部位在耳甲艇部，对耳轮下脚下方后部，即耳甲 10 区。

功能主治：具有补肾、益精、利水、强健筋骨、明目、聪耳的功能，可以治疗阳痿、早泄、遗尿、小便不利、遗精、腰痛、泄泻、耳鸣、耳聋、重听、失眠、多梦等疾病。

12）输尿管：部位在耳甲艇部，肾区与膀胱区之间，即耳甲 9、10 区交界处。

功能主治：具有清热、利水、止痛、缓解痉挛的功能，可以治疗尿路感染、小便不利、输尿管结石绞痛等疾病。

13）胰胆：部位在耳甲艇的后上部，即耳甲 11 区。

功能主治：具有疏肝利胆、清热、解毒、通络、止痛的功能，可以治疗口干、口苦、眼干、胆囊炎、胆石症、带状疱疹、耳鸣、头痛等疾病。

14）肝：部位在耳甲艇的后下部，即耳甲 12 区。

功能主治：具有疏肝利胆、清热、明目、活血、通络、柔筋、理气、解郁的功能，可以治疗口干、口苦、眼干、眼昏、胆囊炎、胆石症、头晕、月经不调、更年期综合征、睑腺炎、神经衰弱、四肢麻木、软组织损伤等疾病。

15）艇中：部位在 AB 线之中点，小肠区与肾区之间，即耳甲 6、10 区交界处。

功能主治：具有健脾、和胃、清热、止痛、利水、消肿的功能，可以治疗腹胀、腹痛、前列腺炎、水肿、尿路结石等疾病。

16）脾：部位在 BD 线下方，耳甲腔的后上部，即耳甲 13 区。

功能主治：具有健脾、和胃、补中益气、补血生肌的功能，可以治疗消化不良、腹胀、腹泻、便秘、口腔溃疡、贫血、白带过多、四肢无力、肌肉萎缩等疾病。

17）心：部位在耳甲腔正中凹陷处，即耳甲 15 区。

功能主治：具有止痛、祛风、止痒、和营、宁心、安神的功能，可以治疗皮肤瘙痒症、过敏性荨麻疹、失眠、多梦、心悸、头痛等疾病。

18）气管：部位在耳甲腔内，心区与外耳门之间，即耳甲 16 区。

功能主治：具有清热、解毒、利咽、消肿、止咳、平喘的功能，可以治疗咽炎、口疮、咳嗽、哮喘、气管炎等疾病。

19）肺：部位在耳甲腔内，心区和气管区周围，即耳甲 14 区。

功能主治：具有宣肺、止咳、平喘、活血、祛风、止痒的功能，可以治疗上呼吸道感染、咳嗽、哮喘、胸闷、咽炎、皮肤瘙痒症、过敏性荨麻疹、鼻炎等疾病。

20）三焦：部位在耳甲腔内，外耳门后下方，肺与内分泌两穴区之间，即耳甲 17 区。

功能主治：具有利水、调理胃肠的功能，可以治疗肥胖、腹胀、便秘、消渴、浮肿等疾病。

21）内分泌：部位在屏间切迹内，耳甲腔的前下部，即耳甲 18 区。

功能主治：具有抗风湿、抗过敏、抗感染、调节内分泌的功能，可以治疗过敏性荨麻疹、皮肤瘙痒症、肥胖、风湿病、内分泌紊乱、痛经、更年期综合征、月经不调等疾病。

（8）耳垂穴位：牙、舌、颌、垂前、眼、内耳、面颊、扁桃体。

1）牙：部位在耳垂正面前上部，即耳垂 1 区。

功能主治：具有止痛、消炎、消肿、升高血压的功能，可以治疗牙周炎、牙痛、低血压等疾病。

2）舌：部位在耳垂正面中上部，即耳垂 2 区。

功能主治：具有清热、泻火、解毒、消炎、止痛的功能，可以治疗口疮、舌炎、口腔溃疡等疾病。

3）颌：部位在耳垂正面前中部，即耳垂 4 区。

功能主治：具有消炎、活络、通经、止痛的功能，可以治疗牙痛、口腔溃疡、牙龈出血、牙周炎、三叉神经痛等疾病。

4）垂前：部位在耳垂正面前中部，即耳垂 4 区。

功能主治：具有消炎、消肿、止痛、宁心、安神的功能，可以治疗牙痛、牙周炎、口腔溃疡、神经衰弱等疾病。

5）眼：部位在耳垂正面中央部，即耳垂 5 区。

功能主治：具有清热、解毒、消炎、明目、清肝、止痛的功能，可以治疗睑腺炎、眼干、急性结膜炎、角膜炎、假性近视。

6）内耳：部位在耳垂正面后中部，即耳垂 6 区。

功能主治：具有补肝、益肾、聪耳、明目的功能，可以治疗眩晕、头痛、头晕、耳鸣、耳聋、听力减退、中耳炎等疾病。

7）面颊：部位在耳垂正面，眼区与内耳区之间，即耳垂 5、6 区交界处。

功能主治：具有消炎、消肿、止痛、祛风、活络的功能，可以治疗痤疮、黄褐斑、面肌痉挛、周围性面瘫、三叉神经痛等疾病。

8）扁桃体：部位在耳垂正面下部，即耳垂 7、8、9 区。

功能主治：具有清热、解毒、利咽的功能，可以治疗咽炎、喉炎、扁桃体炎等疾病。

（9）耳背穴位：耳背心、耳背肺、耳背脾、耳背肝、耳背肾、耳背沟。

1）耳背心：部位在耳背上部，即耳背 1 区。

功能主治：具有清热、泻心火、宁心、安神的功能，可以治疗心烦、心悸、高血压病、头痛、失眠、多梦等疾病。

2）耳背肺：部位在耳背中内部，即耳背 2 区。

功能主治：具有祛风、止痒、止咳、平喘的功能，可以治疗发热、咳嗽、皮肤瘙痒症、哮喘等疾病。

3）耳背脾：部位在耳背中央部，即耳背 3 区。

功能主治：具有健脾、和胃、宁心、安神的功能。可以治疗胃痛、消化不良、腹胀、腹泻、失眠、纳差等疾病。

4）耳背肝：部位在耳背中外部，即耳背 4 区。

功能主治：具有舒肝、利胆、活络、通经、止痛的功能，可以治疗胆囊炎、胆石症、胸胁胀满疼痛等疾病。

5）耳背肾：部位在耳背下部，即耳背 5 区。

功能主治：具有补肾、益精、填髓、聪耳的功能，可以治疗头晕、头痛、耳鸣、失眠、记忆力减退、月经不调等疾病。

6）耳背沟：部位在对耳轮和对耳轮上、下脚沟处。

功能主治：具有祛风、止痒、平肝、降逆的功能，可以治疗皮肤瘙痒症、过敏性荨麻疹、高血压病等疾病。

（10）耳根穴位：上耳根、耳迷根、下耳根。

1）上耳根：部位在耳根最上处。

功能主治：具有止血、止痛、止咳、平喘的功能，可以治疗鼻衄、头痛、哮喘、腹痛等疾病。

2）耳迷根：部位在耳轮脚后沟的耳根处。

功能主治：具有舒肝、利胆、止痛、缓解痉挛的功能，可以治疗胆囊炎、胆石症、胃痛、腹痛、高血压、头痛、头晕、失眠等疾病。

3）下耳根：部位在耳根最下处。

功能主治：具有补气、补血、升血压、止痛、平喘的功能，可以治疗头痛、四肢乏力、腹痛、哮喘、低血压等疾病。

 什么是耳穴压丸法？

耳穴压丸法指的是选用质硬而光滑的小粒药物种子或者药丸等贴压耳穴来防治疾病的方法，又称为耳穴压豆、耳穴贴压等。这是一种常见的耳穴刺激法，是在耳毫针、埋针治病的基础上产生的一种简便的方法。不仅能收到毫针、埋针同样的疗效，而且安全、没有创伤、不疼痛，并且能起到持续刺激的作用，容易被患者接受。这种方法适用于耳针治疗的各种疾病，特别适用于老人、儿童。人体有很多条经络会聚在耳郭的周围，当人体内部的脏腑或某一个部位发生病变时，可能因为经络的传导作用，会在耳郭的相应部位出现异常反应，表现为耳朵皮肤的颜色、形状、压痛敏感等改变。近年来，大量的临床实践和实验研究，证实了它的科学性和实用价值。我们正是运用经络与脏腑的这种相互联络关系，通过刺激耳郭的异常部位，来调整脏腑，以达到防病治病的目的。

 耳穴压丸法有哪些特色？

（1）没有副作用：中国有句老话叫作"是药三分毒"。中医认为所有的药都是有偏性的，即毒性，只是程度上的不同而已。就是人参、黄芪、冬虫夏草、鹿茸等补药，长时间服用或过量服用都会引起头痛、失眠、烦躁、流鼻血和体重减轻等症状。世界卫生组织的数据显示，世界上有1/3的患者是死于药物的副作用。药物的品种越来越多，用量过大，长时间服用，服用的方法不正确都会引起严重的后果，甚至死亡。

用耳穴压丸法治疗疾病是安全可靠的，没有副作用，唯一的不足就是有点痛，在治疗的初期，耳穴的反应点比较敏感，贴压后可能感到很痛。有些患者，在前几天还可能会睡不好觉，这种情况一般会持续几天。随着病情的好转，疼痛的情况也会随之减轻。

（2）操作方便：耳穴压丸治疗，患者可以每天或者在发病时自己按压达到治疗的目的，尤其是治疗一些反复发作的疾病更为实用。例如哮喘病患者每次感到气急、有发作的预感时，就可以自己按压耳穴，这样可避免哮喘的发作或减轻症状，比用药起效更快且安全。

（3）疗效独特：耳穴压丸法一般有双向调节作用，既可以消炎、解毒、泻火，又可以补虚、升阳、止痛和麻醉，还可以抗过敏、止晕、抗休克、复苏等。耳穴压丸法在改善微循环、松弛肌肉痉挛、降血脂、抗抑郁、戒烟、戒毒、减肥、增强免疫力、改善视力、治疗疼痛和一切过敏性疾病方面具有独特的效果。在止痛方面，尤其对急性疼痛的效果更好。手术麻醉方面也可以采用耳穴，当然也是为了方便操作。

（4）治病更防病：利用刺激耳朵来防病的历史由来已久，古代在民间就有按摩耳轮来补肾气，防止耳聋和耳鸣。妇女穿耳洞，除了打扮以外，更可以防治近视。近代随着耳穴功能的发现，耳穴在防病方面有突出的效果，应用也很方便。例如出门乘车、乘船先进行耳贴就可防止晕车、晕船。在输血和输液时，事前在耳穴压丸反应就可减轻。

（5）能美容：近年来，越来越多的人重视自己的脸，有的还经常光顾美容院做美容。虽然美容手术能使许多人的脸变得漂亮起来，但也存在很多问题，就是花多少钱，也挽救不了没有光泽、没有气血的面容。人们常说："你的脸就是你身体健康的一面镜子。"

例如，便秘可以使脸上长暗疮、粉刺；患上慢性肝炎，脸上会出现褐色的斑；甲状腺肿大可以出现凸眼或者眉毛脱落等。相反，身体健康的少女，就是长相不太漂亮，她充满神采的脸庞也会令你眼前一亮。

耳穴压丸有良好的防病治病效果，能改善血液循环，调整内分泌，因此能令气血充足，经络通畅，脏腑调和，身心健康，神采飞扬。而且这一切都会表现在你的脸上。

（6）抗衰老：人体的十四经都在耳朵上有独立的循行路线。体针能取得的疗效，耳穴压丸一样可以取得相同的疗效。耳穴不但能治病，也同样可以作为一种诊断手段。

耳穴压丸，既可以治疗疾病，也可以预防疾病，甚至可以应用耳穴诊病，找出疾病所在，及早治疗。因此，耳穴压丸是一种方便、简单的保健手段，而且可以由患者自己操作。

 耳穴压丸法能治疗哪些疾病?

耳穴压丸法在临床治疗的疾病很广，不仅可以用于治疗许多功能性疾病，而且对一部分器质性疾病，也有一定疗效。

（1）耳穴预防：主要用于多种传染病的预防，如流行性感冒、流行性腮腺炎、传染性结膜炎等。也可以用于其他不适症状的预防，如输液、输血反应，晕车、晕船等。

（2）耳穴保健：耳穴保健的功能越来越受到大家的喜爱，包括戒烟、戒酒、养生、减肥、美容等。

（3）耳穴治疗：

1）各种疼痛性疾病：如头痛、偏头痛、带状疱疹以及坐骨神经痛、三叉神经痛、肋间神经痛等神经性疼痛；扭伤、挫伤、落枕等外伤性疼痛；五官、颅脑、胸腹、四肢各种外科手术后所产生的伤口痛；麻醉后的头痛、腰痛等手术后遗症等。

2）各种炎症性疾病：如急性结膜炎、中耳炎、牙周炎、咽喉炎、扁桃体炎、腮腺炎、气管炎、肠炎、盆腔炎、风湿性关节炎、面神经炎、末梢神经炎等。

3）一些功能紊乱性疾病：如眩晕、心律不齐、高血压、多汗症、肠功能紊乱、月经不调、遗尿、神经衰弱、癔症等。

4）变态反应性疾病：如过敏性鼻炎、哮喘、过敏性结肠炎、荨麻疹等。

5）内分泌代谢性疾病：如单纯性甲状腺肿、甲状腺功能亢进、绝经期综合征等。

6）一部分传染性疾病：如细菌性痢疾、疟疾等。

7）各种慢性疾病：如腰腿痛、肩周炎、消化不良、肢体麻木等。

哪些人不适用耳穴压丸法？

❀ 耳郭上有湿疹、溃疡、冻疮破溃等患者，不宜用耳穴治疗。

❀ 有习惯性流产的孕妇禁止用耳穴压丸法治疗；妇女怀孕期间也应小心使用，尤其不应该用子宫、卵巢、内分泌、肾等耳穴。

❀ 对年老体弱者、有严重器质性疾病者、高血压病者，在治疗前应适当休息，治疗时手法要轻柔，刺激量不宜过大，以防止发生意外。

 耳穴压丸法要注意什么？

一般来说，耳穴治疗较为安全，没有绝对禁忌证。但有下列情况请注意：

❀ 严格消毒，防止感染。耳郭暴露在外，结构特殊，血液循环较差，容易感染，且感染后易波及软骨，严重者可致软骨坏死、萎缩而导致耳郭畸变，故应重视预防。一旦感染，应立即采取相应措施，如局部红肿疼痛较轻，可涂 2.5% 碘酒，每日 2～3 次；重者局部涂擦消炎抗菌类的软膏，并口服抗生素。如局部化脓，恶寒发热，白细胞增高，发生软骨膜炎，当选用相应抗生素注射，并用 0.1%～0.2% 庆大霉素冲洗患处，也可配合内服清热解毒剂，外敷中草药。

❀ 对肾上腺、交感、内分泌、肾、三焦、心、子宫等敏感穴位的刺激手法不应太强。太强时，有些患者会出现耳郭剧烈疼痛，或者心悸、头痛、呼吸困难、四肢发冷、全身发麻等异常感觉。马上停止穴位按压等刺激，严重者应立即取下所贴敷的药籽，症状很快就会消除，而且不留后遗症。

 耳穴压丸法的操作方法有哪些？

（1）压丸材料：压丸分三大类。

❀ 小颗粒的植物种子，如绿豆、王不留行籽、黄荆子、白芥子、油菜籽等，以王不留行籽最为常用。

❀ 中成药药丸，如六神丸、牛黄消炎丸、咽喉丸、小儿惊风丸、仁丹等。

❀ 磁珠，直径要适当。

（2）胶布：胶布制成边长为 0.7 厘米大小的小方块。

（3）操作：

☺ 先用 75% 酒精（乙醇）擦干净耳部的皮肤，然后用干棉球擦干。然后在耳郭前面从耳垂到耳尖部从下到上，耳郭背面从耳尖到耳垂部从上到下反复按摩 3 ～ 5 次。再用镊子夹起中间粘有压物的小方胶布，放在选定的穴位，并将它粘牢压紧。在各个穴位贴压完后，就可以按压，直到耳郭发热变红。

☺ 对压法是把拇、食二指分别放在耳郭内外两边，夹持压丸，先做左右圆形移动，找到敏感点后用一压一放式按压法，反复对压，每个穴位持续压半分钟左右。为了节约时间，可以把相近的多个穴位同时按压。这种方法刺激强烈，适用于急性病和体质比较壮实者。

☺ 直压法是用指尖（多用食指）垂直按压压丸，直到患者有疼痛的感觉，持续按压 20 ～ 30 秒，停几分钟后重复按压，每个穴位按压 4 ～ 6 次。这种方法刺激也较强，适用于急性病和体质壮实者。

☺ 点压法和直压法相同，但用力比较轻，而且以一压一松的间断按压法，每次间隔约 0.5 秒，以患者略感胀痛为宜。每次按压 1 分钟。本法为弱刺激，适用于慢性病及体质差者。

☺ 按摩法是用指腹轻轻按压压丸，并向顺时针方向带动压丸皮肤旋转，以患者感到胀略痛为度。每次按压 0.5 ～ 1 分钟。这种方法刺激最轻，适用于久病体虚、年老衰弱者。

（4）操作时的注意事项：

☺ 按压的时候不可以采用使劲搓动压丸的方法，这样容易引起皮肤的破损，造成感染。

☺ 耳穴压丸不当，可以引起感染，但一般比较浅，取下压丸局部涂上消炎的药膏就可以了。在感染治疗期间，先停止耳穴压丸。

☺ 少数患者容易对胶布产生过敏，可以换粘贴物。

☺ 耳郭有炎症者，不宜采用本法。

治疗疾病

 感冒

（1）主穴：

肺 在耳甲腔，心穴的上下方和后方，呈马蹄形区域。

肾上腺 耳屏外侧下 1/2 隆起平面的中点。

（2）配穴：

耳尖 耳轮顶端，将耳郭从中耳背向前反折，耳轮最高点。

风溪 指、腕两穴内缘区域。

咽喉 耳屏内侧面上 1/2 的中点。

额 对耳屏外侧面前下方下缘中点。

枕 对耳屏外侧面外上方下缘中点。

（3）操作方法：

☺ 患者取坐位或仰卧位，术者选取药丸选定主配穴进行敷贴，并嘱患者用拇指以中等力度揉捏药丸 3～5 分钟，每天 4～6 次。

☺ 如果患者高热，可选取六神丸为耳压药丸。

☺ 发热者加耳尖放血。

☺ 伴有流鼻涕、流眼泪者加风溪。

☺ 咽喉痛者加咽喉。

☺ 头痛者加额、枕。

（4）特别提示：

☺ 经常感冒者应注意锻炼身体预防。

☺ 多饮开水。病重者应卧床休息，每天室内要通风。

咳嗽

（1）主穴：

肺 在耳甲腔，心穴的上下方和后方，呈马蹄形区域。

气管 在耳甲腔内，外耳道口与心穴之间。

肾上腺 耳屏外侧下 1/2 隆起平面的中点。

屏尖 耳屏外侧上 1/2 隆起平面的中点。

交感 对耳轮下脚 1/3 内上方处。

（2）配穴：

肾 对耳轮上下脚分叉处直下方的耳甲艇处。

脾 耳甲腔的后上方，胃穴与轮屏切迹连线的中点。

心 耳甲腔中央凹陷处。

胸椎 对耳轮下 2/5 处。

耳尖 耳轮顶端，将耳郭从中耳背向前反折，耳轮最高点。

（3）操作方法：

☺ 患者取坐位或仰卧位，术者选取药丸选定主配穴进行敷贴，并嘱患者用拇指以中等力度揉捏药丸 3～5 分钟，每天 4～6 次。

☺ 喘息气促者加肾。

☺ 痰多者加脾、肾。

☺ 胸闷者加心、胸椎。

☺ 发热者加耳尖放血。

（4）特别提示：

☺ 戒烟酒。

☺ 平时要注意锻炼身体，预防感冒，在季节交替或气温变化较大时要特别注意防寒保暖。

哮喘

（1）主穴：

肺 在耳甲腔，心穴的上下方和后方，呈马蹄形区域。

气管 在耳甲腔内，外耳道口与心穴之间。

肾上腺 耳屏外侧下 1/2 隆起平面的中点。

交感 对耳轮下脚 1/3 内上方处。

（2）配穴：

肾 对耳轮上下脚分叉处直下方的耳甲艇处。

脾 耳甲腔的后上方，胃穴与轮屏切迹连线的中点。

神门 降压点与盆腔连线中下 1/3 交接处。

胸 对耳轮上 1/5 处。

耳尖 耳轮顶端，将耳郭从中耳背向前反折，耳轮最高点。

（3）操作方法：

☽ 患者取坐位或仰卧位，术者选取药丸选定主配穴进行敷贴，并嘱患者用拇指以中等力度揉捏药丸 3～5 分钟，每天 4～6 次。

☽ 喘息气促者加肾。

☽ 痰多者加脾、肾。

☽ 胸闷者加神门、胸。

☽ 发热者加耳尖放血。

（4）特别提示：

☽ 由于本病多发于寒冷的冬季，可采取冬病夏治疗法，效果很好。

☽ 过敏性哮喘应注意不要接触能导致哮喘发生的诱因，以利于彻底治疗。

 肺气肿

（1）主穴：

肺 在耳甲腔，心穴的上下方和后方，呈马蹄形区域。

气管 在耳甲腔内，外耳道口与心穴之间。

脾 耳甲腔的后上方，胃穴与轮屏切迹连线的中点。

肾 对耳轮上下脚分叉处直下方的耳甲艇处。

（2）配穴：

心 耳甲腔中央凹陷处。

胸椎 对耳轮下 2/5 处。

（3）操作方法：

☙ 患者取坐位或仰卧位，术者选取药丸选定主配穴进行敷贴，并嘱患者用拇指以中等力度揉捏药丸 3 ～ 5 分钟，每天 4 ～ 6 次。

☙ 胸闷者加心、胸椎。

☙ 病情严重者应立即到医院就诊。

（4）特别提示：

☙ 发病时不要活动，要平卧休息。

☙ 出现呼吸困难要及时到医院看病。

 慢性支气管炎

（1）主穴：

肺 在耳甲腔，心穴的上下方和后方，呈马蹄形区域。

气管 在耳甲腔内，外耳道口与心穴之间。

肾上腺 耳屏外侧下 1/2 隆起平面的中点。

屏尖 耳屏外侧上 1/2 隆起平面的中点。

交感 对耳轮下脚 1/3 内上方处。

（2）配穴：

肾 对耳轮上下脚分叉处直下方的耳甲艇处。

脾 耳甲腔的后上方，胃穴与轮屏切迹连线的中点。

心 耳甲腔中央凹陷处。

胸椎 对耳轮下 2/5 处。

耳尖 耳轮顶端，将耳郭从中耳背向前反折，耳轮最高点。

（3）操作方法：

◎ 患者取坐位或仰卧位，术者选取药丸选定一侧耳穴进行敷贴，并嘱患者用拇指以中等力度揉捏药丸 3 ～ 5 分钟，每天 4 ～ 6 次。

◎ 3 天后除去，改贴另一侧耳穴，两耳交替应用。

◎ 喘息气促者加肾。

◎ 痰多者加脾、肾。

◎ 胸闷者加心、胸椎。

◎ 发热者加耳尖放血。

（4）特别提示：

◎ 患者应避免呼吸道刺激，尤其是油烟和寒冷的刺激。

◎ 注意保持室内空气流通，天气寒冷要注意保暖。

 肺炎

（1）主穴：

肺 在耳甲腔，心穴的上下方和后方，呈马蹄形区域。

气管 在耳甲腔内，外耳道口与心穴之间。

肾上腺 耳屏外侧下 1/2 隆起平面的中点。

交感 对耳轮下脚 1/3 内上方处。

（2）配穴：

肾 对耳轮上下脚分叉处直下方的耳甲艇处。

脾 耳甲腔的后上方，胃穴与轮屏切迹连线的中点。

神门 降压点与盆腔连线中下 1/3 交接处。

胸 对耳轮上 1/5 处。

耳尖 耳轮顶端，将耳郭从中耳背向前反折，耳轮最高点。

（3）操作方法：

◎ 患者取坐位或仰卧位，术者选取药丸选定一侧耳穴进行敷贴，并嘱患者用拇指以中等力度揉捏药丸 3 ～ 5 分钟，每天 4 ～ 6 次。

◎ 3 天后除去，改贴另一侧耳穴，两耳交替应用。

🍃 喘息气促者加肾。

🍃 痰多者加脾、肾。

🍃 胸闷者加神门、胸。

🍃 发热者加耳尖放血。

（4）特别提示：

🍃 肺炎患者要注意及时吐出痰液，但不要随地吐痰以免引起传染。

🍃 注意保持室内空气清新，出现发热、呼吸困难者立即到医院就诊。

 心律失常

（1）主穴：

心 耳甲腔中央凹陷处。

交感 对耳轮下脚 1/3 内上方处。

皮质下 对耳屏内侧面前下方。

神门 降压点与盆腔连线中下 1/3 交接处。

（2）配穴：

肾上腺 耳屏外侧下 1/2 隆起平面的中点。

脾 耳甲腔的后上方，胃穴与轮屏切迹连线的中点。

肾 对耳轮上下脚分叉处直下方的耳甲艇处。

枕 对耳屏外侧面外上方下缘中点。

肝 耳甲艇的后下方。

（3）操作方法：

🍃 患者取坐位或仰卧位，术者选取药丸选定一侧耳穴进行敷贴，并嘱患者用拇指以中等力度揉捏药丸 3～5 分钟，每天 4～6 次。

🍃 3 天后除去，改贴另一侧耳穴，两耳交替应用。

🍃 心悸者加肾上腺。

🍃 失眠者加脾、肾。

🍃 眩晕者加枕、肝。

（4）特别提示：

☺ 预防诱发因素，如吸烟、酗酒、过劳、紧张、激动、暴饮暴食、消化不良、感冒发热、摄入盐过多等都易引起本病的发生，所以平时自己要特别注意。

☺ 平时保持平和稳定的情绪，精神放松，不过度紧张。紧张的情绪易诱发心律失常，所以患者要保持平和的心态，避免过喜、过悲、过怒。不计较小事，遇事能宽慰自己。不看紧张刺激的电视节目，如球赛等。

☺ 平时要自我监测，有些心律失常者常有先兆症状，若能及时发现及时采取措施，可减少甚至避免再发心律失常。如心悸，"缺脉"增多，此时可尽早休息，并口服地西泮防患于未然。

☺ 合理用药，由于心律失常治疗中强调用药个体化，不要自行改药、改量，必须按医生要求服药，并注意观察用药后的反应。

☺ 定期检查身体，如定期复查心电图、电解质、肝功能、甲状腺功能等，因为抗心律失常药可影响电解质及脏器功能。用药后应定期复诊及观察用药效果和调整用药剂量。

☺ 生活要规律，养成按时作息的习惯，保证睡眠。运动要适量，量力而行，不勉强运动或运动过量，不做剧烈及竞赛性活动，可做气功、太极拳等运动。洗澡水不要太热，洗澡时间不宜过长。养成按时排便习惯，保持大便通畅。饮食要定时定量，不饮浓茶不吸烟。节制性生活。避免着凉，预防感冒。

 失眠

（1）主穴：

心 耳甲腔中央凹陷处。

肾 对耳轮上下脚分叉处直下方的耳甲艇处。

脑干 轮屏切迹正中凹陷处。

皮质下 对耳屏内侧面前下方。

神门 降压点与盆腔连线中下 1/3 交接处。

枕 对耳屏外侧面外上方下缘中点。

（2）配穴：

肝 耳甲艇的后下方。

脾 耳甲腔的后上方，胃穴与轮屏切迹连线的中点。

胃 耳轮脚消失处周围。

（3）操作方法：

◎ 患者取坐位或仰卧位，术者选取药丸选定一侧耳穴进行敷贴，并嘱患者用拇指以中等力度揉捏药丸 3 ～ 5 分钟，每天 4 ～ 6 次，临睡前指压药丸 3 分钟。

◎ 3 天后除去，改贴另一侧耳穴，两耳交替应用。

◎ 心烦易怒者加肝。

◎ 体质虚弱者加脾。

◎ 腰膝酸软，夜尿多者加肝。

◎ 食欲不振者加胃。

（4）特别提示：

◎ 不要着急生气，消除思想顾虑，避免精神紧张。

◎ 饮食上要注意营养，纠正偏食等不良习惯。

◎ 适当参加体育锻炼，如太极拳、气功、健身操等。

 9 嗜睡

（1）主穴：

心 耳甲腔中央凹陷处。

肝 耳甲艇的后下方。

脾 耳甲腔的后上方，胃穴与轮屏切迹连线的中点。

胃 耳轮脚消失处周围。

皮质下 对耳屏内侧面前下方。

兴奋点 对耳屏内侧底部，与枕穴相对。

（2）配穴：

肾 对耳轮上下脚分叉处直下方的耳甲艇处。

（3）操作方法：

☻ 患者取坐位或仰卧位，术者选取药丸选定一侧耳穴进行敷贴，并嘱患者用拇指以中等力度揉捏药丸 3 ～ 5 分钟，每天 4 ～ 6 次。

☻ 3 天后除去，改贴另一侧耳穴，两耳交替应用。

☻ 腰膝酸软、面色暗者加肾。

（4）特别提示：

☻ 要放松心情，遇事想得开，放得下。

☻ 加强体育锻炼，注意饮食搭配。

☻ 若出现精神方面的疾病要到医院就诊。

胃痛

（1）主穴：

胃 耳轮脚消失处周围。

脾 耳甲腔的后上方，胃穴与轮屏切迹连线的中点。

肝 耳甲艇的后下方。

交感 对耳轮下脚 1/3 内上方处。

（2）配穴：

皮质下 对耳屏内侧面前下方。

神门 降压点与盆腔连线中下 1/3 交接处。

贲门 耳轮脚下方外 1/3 处。

（3）操作方法：

☻ 患者取坐位或仰卧位，术者选取药丸选定一侧耳穴进行敷贴，并嘱患者用拇指以中等力度揉捏药丸 3 ～ 5 分钟，每天 4 ～ 6 次。

☻ 3 天后除去，改贴另一侧耳穴，两耳交替应用。

☻ 疼痛剧烈者加皮质下、神门。

☻ 伴有呕吐者加贲门。

（4）特别提示：

☻ 避免吃刺激性的食物，如咖啡、酒、辣椒、芥末、胡椒等。

☺戒酸性食物，如凤梨、柳丁、橘子等。

☺戒易胀气性食物，有些食物容易胀气，使患者有饱胀感，应避免摄食。

☺吃饭要定时定量，进餐要细嚼慢咽，要保持心情愉快，饭后略作休息再开始工作。

☺戒烟酒，生活要有规律，不要熬夜，保持心情愉快。睡前 2～3 小时不要进食。避免穿太紧的衣服。体重超重者要减重。

 胃下垂

（1）主穴：

胃 耳轮脚消失处周围。

脾 耳甲腔的后上方，胃穴与轮屏切迹连线的中点。

（2）配穴：

三焦 耳甲腔底部内分泌穴上方。

直肠 耳轮末端，大肠穴前方的耳轮处。

大肠 耳轮脚上方内 1/3 处。

神门 降压点与盆腔连线中下 1/3 交接处。

（3）操作方法：

☺患者取坐位或仰卧位，术者选取药丸选定一侧耳穴进行敷贴，并嘱患者用拇指以中等力度揉捏药丸 3～5 分钟，每天 4～6 次。

☺3 天后除去，改贴另一侧耳穴，两耳交替应用。

☺便秘者加三焦、直肠。

☺腹泻者加大肠。

☺眩晕心悸者加神门。

（4）特别提示：

☺不要进食过多，以免加重病情。

☺在睡觉前可以按揉胃部穴位，促进机体恢复。

☺注意体育锻炼，保证充分营养。

12 呕吐

（1）主穴：

贲门 耳轮脚下方外 1/3 处。

食道 耳轮脚下方中 1/3 处。

胃 耳轮脚消失处周围。

（2）配穴：

肝 耳甲艇的后下方。

脾 耳甲腔的后上方，胃穴与轮屏切迹连线的中点。

小肠 耳轮脚上方中 1/3 处。

（3）操作方法：

☙ 患者取坐位或仰卧位，术者选取药丸选定一侧耳穴进行敷贴，并嘱患者用拇指以中等力度揉捏药丸 3～5 分钟，每天 4～6 次。

☙ 3 天后除去，改贴另一侧耳穴，两耳交替应用。

☙ 胸部胀痛者加肝。

☙ 饮食不节者加脾、小肠。

（4）特别提示：

☙ 不要吃得太饱，尤其是油腻的食物。

☙ 不要喝生水、冷水。

☙ 若有吐血应该马上到医院进一步诊治。

13 泄泻

（1）主穴：

大肠 耳轮脚上方内 1/3 处。

小肠 耳轮脚上方中 1/3 处。

脾 耳甲腔的后上方，胃穴与轮屏切迹连线的中点。

胃 耳轮脚消失处周围。

（2）配穴：

食道　耳轮脚下方中 1/3 处。

（3）操作方法：

☺ 患者取坐位或仰卧位，术者选取药丸选定一侧耳穴进行敷贴，并嘱患者用拇指以中等力度揉捏药丸 3 ～ 5 分钟，每天 4 ～ 6 次。

☺ 3 天后除去，改贴另一侧耳穴，两耳交替应用。

☺ 呕吐者加食道。

（4）特别提示：

☺ 不吃生冷、油腻、刺激性的食物，特别是急性期只可进食温热稀软的食物。

☺ 病情急重，严重失水者应马上到医院治疗。

☺ 患者以脾胃虚弱者居多，可经常以热水袋敷腹部。

 便秘

（1）主穴：

直肠　耳轮末端，大肠穴前方的耳轮处。

大肠　耳轮脚上方内 1/3 处。

皮质下　对耳屏内侧面前下方。

（2）配穴：

肺　耳甲腔，心穴的上下方和后方，呈马蹄形区域。

脾　耳甲腔的后上方，胃穴与轮屏切迹连线的中点。

肾　对耳轮上下脚分叉处直下方的耳甲艇处。

（3）操作方法：

☺ 患者取坐位或仰卧位，术者选取药丸选定一侧耳穴进行敷贴，并嘱患者用拇指以中等力度揉捏药丸 3 ～ 5 分钟，每天 4 ～ 6 次。

☺ 3 天后除去，改贴另一侧耳穴，两耳交替应用。

☺ 口渴心烦者加肺。

☺ 体质虚弱者加脾、肾。

（4）特别提示：

❁ 应多吃新鲜蔬菜、水果，或以番泻叶泡茶饮用。

❁ 长期或年老体弱大便干者，可经常喝蜂蜜水，并养成良好的排便习惯。

 眩晕

（1）主穴：

肾上腺 耳屏外侧下 1/2 隆起平面的中点。

内分泌 耳甲腔底部，屏间切迹内 0.5 厘米。

皮质下 对耳屏内侧面前下方。

心 耳甲腔中央凹陷处。

肝 耳甲艇的后下方。

脾 耳甲腔的后上方，胃穴与轮屏切迹连线的中点。

肾 对耳轮上下脚分叉处直下方的耳甲艇处。

（2）配穴：

神门 降压点与盆腔连线中下 1/3 交接处。

胃 耳轮脚消失处周围。

（3）操作方法：

❁ 患者取坐位或仰卧位，术者选取药丸选定一侧耳穴进行敷贴，并嘱患者用拇指以中等力度揉捏药丸 3～5 分钟，每天 4～6 次。

❁ 3 天后除去，改贴另一侧耳穴，两耳交替应用。

❁ 烦躁易怒者加神门。

❁ 体质虚弱者加胃。

（4）特别提示：

❁ 应该平卧床上。

❁ 少吃辛辣油腻的食物。

❁ 若为高血压导致的眩晕应该服降压药。

16 神经衰弱

（1）主穴：

神门 降压点与盆腔连线中下 1/3 交接处。

内分泌 耳甲腔底部，屏间切迹内 0.5 厘米。

皮质下 对耳屏内侧面前下方。

交感 对耳轮下脚 1/3 内上方处。

心 耳甲腔中央凹陷处。

脾 耳甲腔的后上方，胃穴与轮屏切迹连线的中点。

肾 对耳轮上下脚分叉处直下方的耳甲艇处。

（2）配穴：

肝 耳甲艇的后下方。

（3）操作方法：

☺ 患者取坐位或仰卧位，术者选取药丸选定一侧耳穴进行敷贴，并嘱患者用拇指以中等力度揉捏药丸 3～5 分钟，每天 4～6 次。

☺ 3 天后除去，改贴另一侧耳穴，两耳交替应用。

☺ 急躁易怒者加肝。

（4）特别提示：

☺ 养成有规律的生活习惯，合理安排好工作、学习和休息。学会科学用脑，防止大脑过度疲劳。

☺ 根据个人的体力、爱好，坚持每天适当的体育锻炼，如打球、游戏、体操等。

☺ 可采取必要的治疗，如针灸、理疗和气功等。

17 健忘

（1）主穴：

神门 降压点与盆腔连线中下 1/3 交接处。

皮质下 对耳屏内侧面前下方。

交感 对耳轮下脚1/3内上方处。

心 耳甲腔中央凹陷处。

脾 耳甲腔的后上方，胃穴与轮屏切迹连线的中点。

肾 对耳轮上下脚分叉处直下方的耳甲艇处。

（2）配穴：

肝 耳甲艇的后下方。

（3）操作方法：

☺ 患者取坐位或仰卧位，术者选取药丸选定一侧耳穴进行敷贴，并嘱患者用拇指以中等力度揉捏药丸3～5分钟，每天4～6次。

☺ 3天后除去，改贴另一侧耳穴，两耳交替应用。

☺ 急躁易怒者加肝。

（4）特别提示：

☺ 保持心情愉快，避免生气。

☺ 少吃肥腻、辛辣的食物。

☺ 适当地集中精力去记一些东西，以锻炼记忆力。

18 腹痛

（1）主穴：

内分泌 耳甲腔底部，屏间切迹内0.5厘米。

脾 耳甲腔的后上方，胃穴与轮屏切迹连线的中点。

胃 耳轮脚消失处周围。

神门 降压点与盆腔连线中下1/3交接处。

（2）配穴：

肝 耳甲艇的后下方。

食道 耳轮脚下方中1/3处。

贲门 耳轮脚下方外1/3处。

（3）操作方法：

☺ 患者取坐位或仰卧位，术者选取药丸选定一侧耳穴进行敷贴，并嘱患者用拇指以中等力度揉捏药丸 3～5 分钟，每天 4～6 次。

☺ 3 天后除去，改贴另一侧耳穴，两耳交替应用。

☺ 急躁易怒者加肝。

☺ 呕吐加食道、贲门。

（4）特别提示：

☺ 应注意饮食卫生，不食生冷瓜果。

☺ 应当注意腹部保暖。

☺ 晚上入睡前可以用手掌按揉腹部，以改善肠胃功能。

 胁痛

（1）主穴：

神门　降压点与盆腔连线中下 1/3 交接处。

内分泌　耳甲腔底部，屏间切迹内 0.5 厘米。

皮质下　对耳屏内侧面前下方。

肝　耳甲艇的后下方。

（2）配穴：

耳尖　耳轮顶端，将耳郭从中耳背向前反折，耳轮最高点。

（3）操作方法：

☺ 患者取坐位或仰卧位，术者选取药丸选定一侧耳穴进行敷贴，并嘱患者用拇指以中等力度揉捏药丸 3～5 分钟，每天 4～6 次。

☺ 3 天后除去，改贴另一侧耳穴，两耳交替应用。

☺ 急躁易怒、口苦者加耳尖。

（4）特别提示：

☺ 不要吃辛辣刺激性的食物。

☺ 注意经常活动上半身，尤其是肋部肌肉的活动。

☺ 可配合按摩、针灸治疗。

20 腰痛

（1）主穴：

神门 降压点与盆腔连线中下 1/3 交接处。

交感 对耳轮下脚 1/3 内上方处。

腰椎 对耳轮上 2/5 处，胸椎穴与骶椎穴之间。

肾 对耳轮上下脚分叉处直下方的耳甲艇处。

（2）配穴：

肝 耳甲艇的后下方。

内分泌 耳甲腔底部，屏间切迹内 0.5 厘米。

宫颈 子宫穴与盆腔穴连线的中、前 1/3 交接处。

（3）操作方法：

☺ 患者取坐位或仰卧位，术者选取药丸选定一侧耳穴进行敷贴，并嘱患者用拇指以中等力度揉捏药丸 3 ～ 5 分钟，每天 4 ～ 6 次。

☺ 3 天后除去，改贴另一侧耳穴，两耳交替应用。

☺ 急躁易怒、口苦者加肝。

☺ 妇科病引起者加内分泌、宫颈。

（4）特别提示：

☺ 减少运动，但要适度活动腰部。

☺ 多用手按摩拍打腰部。

☺ 注意腰部的保暖。

21 心绞痛

（1）主穴：

心 耳甲腔中央凹陷处。

小肠 耳轮脚上方中 1/3 处。

皮质下 对耳屏内侧面前下方。

交感 对耳轮下脚 1/3 内上方处。

肾 对耳轮上下脚分叉处直下方的耳甲艇处。

（2）配穴：

神门 （降压点与盆腔连线中下 1/3 交接处）

胸 （对耳轮上 1/5 处）

脾 （耳甲腔的后上方，胃穴与轮屏切迹连线的中点）

肝 （耳甲艇的后下方）

（3）操作方法：

☉ 患者取坐位或仰卧位，术者选取药丸选定一侧耳穴进行敷贴，并嘱患者用拇指以中等力度揉捏药丸 3～5 分钟，每天 4～6 次。

☉ 3 天后除去，改贴另一侧耳穴，两耳交替应用。

☉ 心悸者加神门。

☉ 疼痛剧烈者加胸。

☉ 体质虚弱者加脾。

☉ 急躁易怒、口苦者加肝。

（4）特别提示：

☉ 心绞痛发作时，应卧床休息，如有心肌梗死应采取综合治疗措施。

☉ 没发作时适当参加体育锻炼，如练太极拳、气功，或用手心或手指贴在穴位上做揉摩动作，每分钟 20 次左右，每天 1 次。

☉ 注意保持心情舒畅，情绪稳定。

 22 水肿

（1）主穴：

皮质下 对耳屏内侧面前下方。

肺 在耳甲腔，心穴的上下方和后方，呈马蹄形区域。

脾 耳甲腔的后上方，胃穴与轮屏切迹连线的中点。

肾 对耳轮上下脚分叉处直下方的耳甲艇处。

膀胱 肾、前列腺连线的中前 1/3 交接处。

（2）配穴：

大肠　耳轮脚上方内 1/3 处。

心　耳甲腔中央凹陷处。

肾上腺　耳屏外侧下 1/2 隆起平面的中点。

（3）操作方法：

☺ 患者取坐位或仰卧位，术者选取药丸选定一侧耳穴进行敷贴，并嘱患者用拇指以中等力度揉捏药丸 3～5 分钟，每天 4～6 次。

☺ 3 天后除去，改贴另一侧耳穴，两耳交替应用。

☺ 阳水（脸部和眼皮微肿，继则遍及全身，腰以上肿得厉害，皮肤光亮，胸闷呼吸急促）者加大肠。

☺ 阴水（发病较缓慢，脚踝最先肿，渐及周身，腰以下肿得厉害，按之凹陷，皮肤颜色暗，小便短少）者加心、肾上腺。

（4）特别提示：

☺ 应重视饮食的调养，低盐饮食。

☺ 适当休息，避免过度劳作。

 头痛

（1）主穴：

脑干　轮屏切迹正中凹陷处。

额　对耳屏外侧面前下方下缘中点。

枕　对耳屏外侧面外上方下缘中点。

神门　降压点与盆腔连线中下 1/3 交接处。

皮质下　对耳屏内侧面前下方。

（2）配穴：

肝　耳甲艇的后下方。

肾　对耳轮上下脚分叉处直下方的耳甲艇处。

脾　耳甲腔的后上方，胃穴与轮屏切迹连线的中点。

（3）操作方法：

❀ 患者取坐位或仰卧位，术者选取药丸选定一侧耳穴进行敷贴，并嘱患者用拇指以中等力度揉捏药丸 3～5 分钟，每天 4～6 次。

❀ 3 天后除去，改贴另一侧耳穴，两耳交替应用。

❀ 烦躁易怒者加肝、肾。

❀ 体质虚弱者加脾。

（4）特别提示：

❀ 多次治疗无效或头痛继续加重者，应及时到医院检查。

 偏头痛

（1）主穴：

额 对耳屏外侧面前下方下缘中点。

颞 对耳屏外侧面外缘中点，在枕、额之间。

枕 对耳屏外侧面外上方下缘中点。

肾上腺 耳屏外侧下 1/2 隆起平面的中点。

（2）配穴：

肝 耳甲艇的后下方。

肾 对耳轮上下脚分叉处直下方的耳甲艇处。

脾 耳甲腔的后上方，胃穴与轮屏切迹连线的中点。

（3）操作方法：

❀ 患者取坐位或仰卧位，术者选取药丸选定一侧耳穴进行敷贴，并嘱患者用拇指以中等力度揉捏药丸 3～5 分钟，每天 4～6 次。

❀ 3 天后除去，改贴另一侧耳穴，两耳交替应用。

❀ 烦躁易怒者加肝、肾。

❀ 体质虚弱者加脾。

（4）特别提示：

❀ 应经常做头面部的穴位保健，如按揉太阳（眼外侧凹陷中）、率谷（在头部，耳尖直上入发际 1.5 寸，角孙直上方）、风池（在颈部，枕骨之下，与风府相平，胸锁乳突肌与斜方肌上端之间的凹陷中）与风府穴（在颈部，后发际正中直上1寸，枕外隆凸直下，两侧斜方肌之间凹陷中）等，或以梳子梳按头部。

☪ 偏头痛常常是因为大脑供氧过量引起的。当偏头痛刚刚发生时，拿一个圆锥形的小纸袋或小塑料袋（最好不透孔），用袋子开口的一头捂住鼻子和嘴，用力向袋内呼气，以减少大脑中的氧气。反复多次后，偏头痛的症状就会缓解，最后消失。经过很多人的试用，效果很好。

☪ 平时要保持心情愉快，保证充足睡眠、休息。

 高血压

（1）主穴：

肝 耳甲艇的后下方。

心 耳甲腔中央凹陷处。

降压点 三角窝前上角，对耳轮上脚末端下缘。

枕 对耳屏外侧面外上方下缘中点。

肾上腺 耳屏外侧下 1/2 隆起平面的中点。

（2）配穴：

神门 降压点与盆腔连线中下 1/3 交接处。

脾 耳甲腔的后上方，胃穴与轮屏切迹连线的中点。

额 对耳屏外侧面前下方下缘中点。

肾 对耳轮上下脚分叉处直下方的耳甲艇处。

（3）操作方法：

☪ 患者取坐位或仰卧位，术者选取药丸选定一侧耳穴进行敷贴，并嘱患者用拇指以中等力度揉捏药丸 3～5 分钟，每天 4～6 次。

☪ 3 天后除去，改贴另一侧耳穴，两耳交替应用。

☪ 眩晕者加神门、脾。

☪ 头痛者加额。

☪ 耳鸣者加肾。

（4）特别提示：

☺ 情绪要稳定，尤其老年高血压病患者，要注意控制情绪，做到清心寡欲，坦然处之，培养自己的兴趣爱好，能够自得其乐。

☺ 饮食要合理，选择食物时应注意低盐、低脂、高蛋白的原则。主要食用植物油，如花生油、菜籽油、豆油等，但为了满足人体对蛋白质的需要，还应给予牛奶、瘦肉、鱼类等食品，同时，供给充足的蔬菜、水果。

☺ 穿戴要宽松，衣裤不可过于紧小，以柔软宽松为好。

☺ 活动要适当，过度的体力劳动和体育锻炼，紧张的工作和学习，特别是持续长时间的脑力劳动，均可使血压升高，导致病情加重。所以，应科学地安排生活，做到起居有规律，适当活动，劳逸结合，防止因文娱活动、家务劳动、体育锻炼或外出旅游等过度疲劳而加重病情。

☺ 服药要坚持，一经确诊，即应按医嘱坚持服用降压药，使血压逐步控制在正常范围内。切不可服服停停。

 26 低血压

（1）主穴：

皮质下 对耳屏内侧面前下方。

神门 降压点与盆腔连线中下 1/3 交接处。

交感 对耳轮下脚 1/3 内上方处。

心 耳甲腔中央凹陷处。

肾上腺 耳屏外侧下 1/2 隆起平面的中点。

（2）配穴：

枕 对耳屏外侧面外上方下缘中点。

脾 耳甲腔的后上方，胃穴与轮屏切迹连线的中点。

（3）操作方法：

☺ 患者取坐位或仰卧位，术者选取药丸选定一侧耳穴进行敷贴，并嘱患者用拇指以中等力度揉捏药丸 3～5 分钟，每天 4～6 次。

☺ 3 天后除去，改贴另一侧耳穴，两耳交替应用。

☺ 眩晕者加枕、脾。

（4）特别提示：

☺ 注意营养调配，克服饮食偏嗜。

☺ 加强安全意识，防止外伤失血。

☺ 适当进行体育锻炼，增强体质。

27 糖尿病

（1）主穴：

肺 在耳甲腔，心穴的上下方和后方，呈马蹄形区域。

脾 耳甲腔的后上方，胃穴与轮屏切迹连线的中点。

肾 对耳轮上下脚分叉处直下方的耳甲艇处。

内分泌 耳甲腔底部，屏间切迹内 0.5 厘米。

（2）配穴：

渴点 屏尖与外鼻两穴连线的中点。

饥点 肾上腺和外鼻两穴连线的中点。

膀胱 肾、前列腺连线的中前 1/3 交接处。

（3）操作方法：

☺ 患者取坐位或仰卧位，术者选取药丸选定一侧耳穴进行敷贴，并嘱患者用拇指以中等力度揉捏药丸 3～5 分钟，每天 4～6 次。

☺ 3 天后除去，改贴另一侧耳穴，两耳交替应用。

☺ 饮水多者加渴点。

☺ 食量大者加饥点。

☺ 尿多者加膀胱。

（4）特别提示：

☺ 饮食定时定量，以清淡为最好，不可过饱。一般以适量米类，配以蔬菜、豆类、瘦肉、鸡蛋等为佳，不要吃辛辣刺激性食物。

☺ 可以用玉米须、积雪草各 30 克，水煎代茶服。或以猪胰低温干燥，研成粉末制蜜丸，每次 9 克，每天服 2 次，长期服用。

☺ 避免精神紧张，节制性欲。

 面瘫

(1) 主穴：

面颊区 5区、6区交接线周围。

肝 耳甲艇的后下方。

眼 5区中点。

口 外耳道口后上 1/3 与耳轮脚起始连线的中点。

丘脑 对耳屏内侧面中线下端。

(2) 配穴：

屏尖 耳屏外侧上 1/2 隆起平面的中点。

额 对耳屏外侧面前下方下缘中点。

(3) 操作方法：

☺ 患者取坐位或仰卧位，术者选取药丸选定一侧耳穴进行敷贴，并嘱患者用拇指以中等力度揉捏药丸 3～5 分钟，每天 4～6 次。

☺ 3 天后除去，改贴另一侧耳穴，两耳交替应用。

☺ 头晕头痛者加屏尖。

☺ 意识障碍者加额。

(4) 特别提示：

☺ 避免吹风受寒，可做面部按摩和热敷。

☺ 防止眼部感染，可用眼罩和眼药水点眼，每天 2～3 次。

☺ 本病可配合针刺治疗，采取浅刺、透刺。第一周，面神经处于水肿期，效果不显著。此病早期，面神经处于麻痹阶段，可用电针，配以疏波可尽早恢复面神经的功能，但病变后期最好不用电针治疗，因其可导致面肌挛缩而形成向患侧歪斜的"倒错"现象。

☺ 注意面部保暖，多休息，少食辛辣食物，戒烟酒等。

29 癫痫

（1）主穴：

神门　降压点与盆腔连线中下 1/3 交接处。

心　耳甲腔中央凹陷处。

肾　对耳轮上下脚分叉处直下方的耳甲艇处。

皮质下　对耳屏内侧面前下方。

缘中　对耳屏外上方上缘中点。

枕　对耳屏外侧面外上方下缘中点。

胃　耳轮脚消失处周围。

（2）配穴：

脾　耳甲腔的后上方，胃穴与轮屏切迹连线的中点。

大肠　耳轮脚上方内 1/3 处。

肝　耳甲艇的后下方。

（3）操作方法：

☺ 患者取坐位或仰卧位，术者选取药丸选定一侧耳穴进行敷贴，并嘱患者用拇指以中等力度揉捏药丸 3 ～ 5 分钟，每天 4 ～ 6 次。

☺ 3 天后除去，改贴另一侧耳穴，两耳交替应用。

☺ 痰多者加脾、大肠。

☺ 抽搐剧烈者加肝。

（4）特别提示：

☺ 应注意保持心情舒畅，避免精神紧张等诱发因素。

☺ 发作时应保护好舌头，若持续时间较长，应注意口腔卫生及痰液排出，保持呼吸道通畅，缺氧严重者应及时给氧，并进行及时的救护处理，以免延误治疗时机。

☺ 患者最好不要从事驾驶、水上及高空作业等危险岗位工作，以免突然发作，发生危险。抓紧在间歇期进行保健和治疗。

30 痴呆症

（1）主穴：

神门 降压点与盆腔连线中下 1/3 交接处。

心 耳甲腔中央凹陷处。

皮质下 对耳屏内侧面前下方。

肾 对耳轮上下脚分叉处直下方的耳甲艇处。

额 对耳屏外侧面前下方下缘中点。

（2）配穴：

脾 耳甲腔的后上方，胃穴与轮屏切迹连线的中点。

大肠 耳轮脚上方内 1/3 处。

肝 耳甲艇的后下方。

（3）操作方法：

☺ 患者取坐位或仰卧位，术者选取药丸选定一侧耳穴进行敷贴，并嘱患者用拇指以中等力度揉捏药丸 3 ～ 5 分钟，每天 4 ～ 6 次。

☺ 3 天后除去，改贴另一侧耳穴，两耳交替应用。

☺ 痰多者加脾、大肠。

☺ 烦躁者加肝。

（4）特别提示：

☺ 家人尽量抽时间多陪患者，多与患者交谈，防止患者走失。

☺ 注意饮食调配，少吃肥腻和辛辣的食物。

31 脂肪肝

（1）主穴：

肝 耳甲艇的后下方。

交感 对耳轮下脚 1/3 内上方处。

（2）配穴：

内分泌 耳甲腔底部，屏间切迹内 0.5 厘米。

饥点 肾上腺和外鼻两穴连线的中点。

(3)操作方法:

☺ 患者取坐位或仰卧位,术者选取药丸选定一侧耳穴进行敷贴,两耳轮换,隔天1次,10次为1个疗程。

☺ 嘱患者每天压耳穴4～5次,分别为三餐后和临睡前,每次15分钟左右,以有轻微刺痛、胀、耳郭灼热感效果较好。在压耳过程中要注意力集中,平心静气体会压耳时上腹部的感觉。

☺ 烦躁者加内分泌。

☺ 食欲不振者加饥点。

(4)特别提示:

☺ 要注意饮食,少吃油腻的食物。可以多吃燕麦、玉米、海带、大蒜、苹果、牛奶、洋葱、甘薯等。

☺ 平时不要着急生气,尽量保持心情愉快。

☺ 避免饮酒过量。

32 贫血

(1)主穴:

脾 耳甲腔的后上方,胃穴与轮屏切迹连线的中点。

肾 对耳轮上下脚分叉处直下方的耳甲艇处。

肾上腺 耳屏外侧下1/2隆起平面的中点。

(2)配穴:

肺 在耳甲腔,心穴的上下方和后方,呈马蹄形区域。

三焦 耳甲腔底部内分泌穴上方。

胃 耳轮脚消失处周围。

大肠 耳轮脚上方内1/3处。

(3)操作方法:

☺ 患者取坐位或仰卧位,术者选取药丸选定一侧耳穴进行敷贴,两耳轮换,隔天1次,10次为1个疗程。

☺ 嘱患者每天压耳穴 4 ～ 5 次, 每次 15 分钟左右, 压耳时以感轻微刺痛、胀、耳郭灼热效果为好。压耳时注意力要集中。

☺ 体质虚弱者加肺、三焦。

☺ 食欲不振者加胃、大肠。

（4）特别提示：

☺ 找出引起贫血的病因并防治，慢性失血引起的贫血，应纠正出血的原因。

☺ 积极防治寄生虫病尤其是钩虫病，对月经过多或经产妇以及妊娠期妇女应当使用铁强化食品或补充铁剂。

☺ 对婴儿和早产儿应及时添加强化食品，合理喂养。

☺ 对接触有害物质的生产工人，应加强劳动保护。

☺ 在日常生活中不滥用药物，严格掌握适应证。

中风

（1）主穴：

皮质下 对耳屏内侧面前下方。

丘脑 对耳屏内侧面中线下端。

心 耳甲腔中央凹陷处。

肝 耳甲艇的后下方。

肾 对耳轮上下脚分叉处直下方的耳甲艇处。

神门 降压点与盆腔连线中下 1/3 交接处。

（2）配穴：

肺 在耳甲腔，心穴的上下方和后方，呈马蹄形区域。

三焦 耳甲腔底部内分泌穴上方。

胃 耳轮脚消失处周围。

大肠 耳轮脚上方内 1/3 处。

（3）操作方法：

☺ 患者取坐位或仰卧位，术者选取药丸选定一侧耳穴进行敷贴，两耳轮换，隔天 1 次，10 次为 1 个疗程。

🥮 嘱患者每天压耳穴 4～5 次，每次 15 分钟左右，压耳时以感轻微刺痛、胀、耳郭灼热效果为好。压耳时注意力要集中。

🥮 体质虚弱者加肺、三焦。

🥮 食欲不振者加胃、大肠。

（4）特别提示：

🥮 突然发病时切忌慌乱紧张，应保持镇静，让患者平卧在床上，尽快与医院或急救中心联系。

🥮 中风在诊断不明确时，不要用药，因为不同类型的中风用药各异。

🥮 掌握正确搬运患者的方法。第一，不要急于从地上把患者扶起，最好 2～3 人同时把患者平托到床上，头部略抬高，以避免震动；第二，松开患者衣领，取出假牙，呕吐患者应使其头部偏向一侧，以免呕吐物堵塞气管而窒息；第三，如果有抽搐发作，可用筷子或小木条裹上纱布垫在上下牙间，以防咬破舌头；最后，患者出现气急、咽喉部痰鸣等症状时，可用塑料管或橡皮管插入到患者咽喉部，从另一端用口吸出痰液。

🥮 在送医院前尽量减少移动患者。转送患者时要用担架卧式搬抬。如果从楼上抬下患者，要头部朝上脚朝下，这样可以减少脑部充血。在送医院途中，家属可双手轻轻托住患者头部，避免头部颠簸。

🥮 对昏迷较深、呼吸不规则的危重患者，可先请医生到家里治疗，待病情稳定后再送往医院。

🥮 缺血性中风的患者大多数神志清醒，应防止患者过度悲伤和焦虑不安。此时应让患者静卧，并安慰患者。同时做一些肢体按摩，这样可以促进血液循环，防止血压进一步下降而使缺血加重。

 34 中暑

（1）主穴：

耳尖 耳轮顶端，将耳郭从中耳背向前反折，耳轮最高点。

肾上腺 耳屏外侧下 1/2 隆起平面的中点。

心 耳甲腔中凹陷处。

神门 降压点与盆腔连线中下 1/3 交接处。

（2）配穴：

皮质下 对耳屏内侧面前下方。

脑干 轮屏切迹正中凹陷处。

（3）操作方法：

🌷 患者取仰卧位，术者选取药丸选定一侧耳穴进行敷贴，并用手按压。

🌷 昏迷者加皮质下、脑干。

（4）特别提示：

🌷 多喝水，以免脱水。

🌷 减少移动患者。

🌷 病情严重的要到医院就诊。

 类风湿性关节炎

（1）主穴：

肝 耳甲艇的后下方。

脾 耳甲腔的后上方，胃穴与轮屏切迹连线的中点。

神门 降压点与盆腔连线中下 1/3 交接处。

内分泌 耳甲腔底部，屏间切迹内 0.5 厘米。

耳尖 耳轮顶端，将耳郭从中耳背向前反折，耳轮最高点。

（2）配穴：

膀胱 肾、前列腺连线的中前 1/3 交接处。

肾上腺 耳屏外侧下 1/2 隆起平面的中点。

（3）操作方法：

🌷 患者取坐位或仰卧位，术者选取药丸选定一侧耳穴进行敷贴，两耳轮换，隔天 1 次，10 次为 1 个疗程。

🌷 嘱患者每天压耳穴 4～5 次，每次 15 分钟左右，压耳时以感轻微刺痛、胀、耳郭灼热效果为好。压耳时注意力要集中。

◎ 关节不痛不肿,局部怕冷,遇寒加剧者加膀胱。

◎ 关节红肿疼痛,局部热者加肾上腺。

(4)特别提示:

◎ 平时注意防寒保暖,避免居住潮湿环境。

◎ 类风湿性关节炎病情较风湿性关节炎治疗时间更长,非一时能奏效,应坚持治疗。

◎ 本病应排除骨结核、骨肿瘤,适时综合治疗。

 肩酸痛

(1)主穴:

肩 自上而下第四等分上方中点。

神门 降压点与盆腔连线中下 1/3 交接处。

锁骨 与轮屏切迹,心穴水平。

肾上腺 耳屏外侧下 1/2 隆起平面的中点。

皮质下 对耳屏内侧面前下方。

肝 耳甲艇的后下方。

脾 耳甲腔的后上方,胃穴与轮屏切迹连线的中点。

(2)配穴:

膀胱 肾、前列腺连线的中前 1/3 交接处。

(3)操作方法:

◎ 患者取坐位或仰卧位,术者选取药丸选定一侧耳穴进行敷贴,两耳交替敷贴,隔天 1 次,10 次为 1 个疗程。

◎ 嘱患者每天压耳穴 4 ~ 5 次,每次 15 分钟左右,压耳时以感轻微刺痛、胀、耳郭灼热效果为好。压耳时注意力要集中。

◎ 肩部活动受限,局部怕冷,遇寒加剧,得热减轻者加膀胱。

(4)特别提示:

◎ 注意防寒保暖,以防病情加重。同时应积极活动肩关节,不能因痛而不活动，使粘连加重。

🌸 多从远端选穴，结合功能锻炼，有利于促进康复。

🌸 可配以针刺及火罐治疗，由于肩三针（分布肩关节周围的肩髃、肩前、肩后三个穴位的合称）易致渗出、出血而加重粘连应少用。

 腰椎间盘突出症

（1）主穴：

神门 降压点与盆腔连线中下 1/3 交接处。

肾上腺 耳屏外侧下 1/2 隆起平面的中点。

腰椎 对耳轮上 2/5 处，胸椎穴与骶椎穴之间。

骶椎 对耳轮上 1/5 处。

小肠 耳轮脚上方中 1/3 处。

（2）配穴：

三焦 耳甲腔底部内分泌穴上方。

大肠 耳轮脚上方内 1/3 处。

肝 耳甲艇的后下方。

（3）操作方法：

🌸 患者取坐位或仰卧位，术者选取药丸选定一侧耳穴进行敷贴，两耳轮换，隔天 1 次，10 次为 1 个疗程。

🌸 嘱患者每天压耳穴 4～5 次，每次 15 分钟左右，压耳时以感轻微刺痛、胀、耳郭灼热效果为好。压耳时注意力要集中。

🌸 体质虚弱者加三焦。

🌸 食欲不振者加大肠。

🌸 易生气着急者加肝。

（4）特别提示：

🌸 减少活动，注意休息，最好睡硬板床。

🌸 可配合针刺与活动腰部效果较好，如刺后溪（在手掌尺侧，微握拳，小指本节即第五掌指关节后的远侧掌横纹头赤白肉际）、条口（足三里穴下

5寸）、水沟（人中沟中央近鼻孔处）、攒竹（在面部，眉头凹陷中，眶上切迹处）。

☺ 对于腰椎间盘脱出者，选用疏波，使肌肉节律跳动，促进其康复。

☺ 可以结合推拿按摩，进行腰部保健。

 38 落枕

（1）主穴：

颈 颈椎穴内侧中点。

颈椎 对耳轮下 1/5 处。

神门 降压点与盆腔连线中下 1/3 交接处。

皮质下 对耳屏内侧面前下方。

肝 耳甲艇的后下方。

（2）配穴：

膀胱 肾、前列腺连线的中前 1/3 交接处。

小肠 耳轮脚上方中 1/3 处。

（3）操作方法：

☺ 患者取坐位或仰卧位，术者选取药丸选定一侧耳穴进行敷贴，两耳轮换，隔天 1 次，10 次为 1 个疗程。

☺ 嘱患者每天压耳穴 4～5 次，每次 15 分钟左右，压耳时以感轻微刺痛、胀、耳郭灼热效果为好。压耳时注意力要集中。

☺ 颈后部疼痛为主，颈椎前屈后仰受限者加膀胱、小肠。

（4）特别提示：

☺ 应用热毛巾敷颈部，凉了再换，能改善局部血液循环。

☺ 注意局部防寒保暖，特别是夜间颈部保暖。

☺ 患者可以自我按揉局部，疏松局部组织，改善局部血液循环，促进康复。同时应抓紧间歇期保健、治疗。

39 骨质增生

（1）主穴：

内分泌 耳甲腔底部，屏间切迹内 0.5 厘米。

皮质下 对耳屏内侧面前下方。

肝 耳甲艇的后下方。

肾 对耳轮上下脚分叉处直下方的耳甲艇处。

脾 耳甲腔的后上方，胃穴与轮屏切迹连线的中点。

胃 耳轮脚消失处周围。

（2）配穴：

大肠 耳轮脚上方内 1/3 处。

（3）操作方法：

☺ 患者取坐位或仰卧位，术者选取药丸选定一侧耳穴进行敷贴，两耳轮换，隔天 1 次，10 次为 1 个疗程。

☺ 嘱患者每天压耳穴 4～5 次，每次 15 分钟左右，压耳时以感轻微刺痛、胀、耳郭灼热效果为好。压耳时注意力要集中。

☺ 食欲不振者加大肠。

（4）特别提示：

☺ 多运动，不要因痛而不动。

☺ 加强营养。

☺ 适当按揉疼痛的部位，促进血液循环。

40 脱肛

（1）主穴：

脾 耳甲腔的后上方，胃穴与轮屏切迹连线的中点。

胃 耳轮脚消失处周围。

大肠 耳轮脚上方内 1/3 处。

直肠 耳轮末端，大肠穴前方的耳轮处。

肾上腺 耳屏外侧下 1/2 隆起平面的中点。

（2）配穴：

肾 对耳轮上下脚分叉处直下方的耳甲艇处。

膀胱 肾、前列腺连线的中前 1/3 交接处。

（3）操作方法：

☺ 患者取坐位或仰卧位，术者选取药丸选定一侧耳穴进行敷贴，两耳轮换，隔天 1 次，10 次为 1 个疗程。

☺ 嘱患者每天压耳穴 4 ～ 5 次，每次 15 分钟左右，压耳时以感轻微刺痛、胀、耳郭灼热效果为好。压耳时注意力要集中。

☺ 腰酸腰痛者加肾。

☺ 身体无力者加膀胱。

（4）特别提示：

☺ 避免负重，或过度劳累。

☺ 可服具有补中益气作用的药物，加强升提作用，有助于回纳。

☺ 反复发作，可引起局部感染，应配合外用药。

☺ 经常进行收腹提肛锻炼，促进恢复。

 下肢静脉曲张

（1）主穴：

脾 耳甲腔的后上方，胃穴与轮屏切迹连线的中点。

肝 耳甲艇的后下方。

肾 对耳轮上下脚分叉处直下方的耳甲艇处。

（2）配穴：

膝关节 对耳轮上脚的中点。

膝 对耳轮上脚起始部外缘。

内分泌 耳甲腔底部，屏间切迹内 0.5 厘米。

（3）操作方法：

☺ 患者取坐位或仰卧位，术者选取药丸选定一侧耳穴进行敷贴，两耳轮换，隔天 1 次，10 次为 1 个疗程。

☞ 嘱患者每天压耳穴 4～5 次,每次 15 分钟左右,压耳时以感轻微刺痛、胀、耳郭灼热效果为好。压耳时注意力要集中。

☞ 下肢疼痛者加膝关节、膝。

☞ 急躁易怒者加内分泌。

（4）特别提示：

☞ 不要长时间站立，多活动下肢。

☞ 少吃辛辣刺激的食物。

☞ 注意保护静脉不要弄破。

☞ 注意劳逸结合。经常从事站立工作的人，最好能常穿弹力袜套保护。下肢静脉曲张可出现浅静脉炎症、溃疡及出血等并发症。休息时应将患肢抬高，出现溃疡和出血应按医嘱积极治疗，不要自己敷药，以免细菌感染。注意个人卫生，保持下肢皮肤清洁。溃疡多年不好的，如果医生认为有必要做切片化验，应该积极配合。

 血栓闭塞性脉管炎

（1）主穴：

脾 耳甲腔的后上方，胃穴与轮屏切迹连线的中点。

肝 耳甲艇的后下方。

肾 对耳轮上下脚分叉处直下方的耳甲艇处。

（2）配穴：

腓肠肌 膝穴与趾穴之间。

膝 对耳轮上脚起始部外缘。

髋关节 对耳轮上脚起始部的中点。

踝 膝穴与跟穴之间。

足心 跟穴与趾穴连线的中点。

（3）操作方法：

☞ 患者取坐位或仰卧位，术者选取药丸选定一侧耳穴进行敷贴，两耳轮换，隔天 1 次，10 次为 1 个疗程。

☺嘱患者每天压耳穴 4 ～ 5 次，每次 15 分钟左右,压耳时以感轻微刺痛、胀、耳郭灼热效果为好。压耳时注意力要集中。

☺下肢疼痛者加腓肠肌、膝、髋关节。

☺足部疼痛者加踝、足心。

（4）特别提示：

☺戒烟。

☺在寒冷季节患者如果在野外工作或做肢体静止不动的工作时，应做好防寒保暖工作,并在工作一段时间后,肢体做屈伸活动的锻炼。应注意防寒、防湿，但不宜热敷或热疗。

☺勿穿过紧过硬的鞋和袜，修剪趾甲时避免剪伤足趾。

☺根据医嘱服用中药治疗。

☺有必要手术时，应遵照医师的意见做手术治疗。

 痛风

（1）主穴：

神门 降压点与盆腔连线中下 1/3 交接处。

肾上腺 耳屏外侧下 1/2 隆起平面的中点。

皮质下 对耳屏内侧面前下方。

枕 对耳屏外侧面外上方下缘中点。

（2）配穴：

膝 对耳轮上脚起始部外缘。

踝 膝穴与跟穴之间。

趾 对耳轮上脚的外上方。

腕 自上而下第二等分上方中点。

肘 自上而下第三等分上方中点。

（3）操作方法：

☺患者取坐位或仰卧位，术者选取药丸选定一侧耳穴进行敷贴，两耳轮换，隔天 1 次，10 次为 1 个疗程。

☺ 嘱患者每天压耳穴 4 ～ 5 次，每次 15 分钟左右，压耳时以感轻微刺痛、胀、耳郭灼热效果为好。压耳时注意力要集中。

☺ 膝关节疼痛者加膝。

☺ 踝关节疼痛者加踝。

☺ 趾关节疼痛者加趾。

☺ 腕关节疼痛者加腕。

☺ 肘关节疼痛者加肘。

（4）特别提示：

☺ 保持理想体重，超重或肥胖就应该减轻体重。不过，减轻体重应循序渐进，否则容易导致酮症或痛风急性发作。

☺ 碳水化合物可促进尿酸排出，因此患者可食用富含碳水化合物的米饭、馒头、面食等。

☺ 蛋白质可根据体重按照一定比例来摄取，一般来说，1 千克体重应摄取 0.8 ～ 1 克的蛋白质，并以牛奶、鸡蛋为主。如果是瘦肉、鸡鸭肉等，应该煮熟后食用，避免吃炖肉或卤肉。

☺ 少吃脂肪，因为脂肪会减少尿酸排出。痛风并发高脂血症者，脂肪摄取应控制在总热量的 20% ～ 25%。

☺ 大量喝水，每天应该喝水 2 000 ～ 3 000 毫升，以增加尿量，促进尿酸排出。

☺ 少吃盐，每天应该限制在 2 ～ 5 克。

☺ 禁止喝酒，因为酒精容易使体内的乳酸堆积，对尿酸排出有抑制作用，容易诱发痛风发作。

☺ 少用强烈刺激的调味品或香料。

☺ 限制嘌呤摄入。嘌呤是细胞核中的一种成分，只要含有细胞的食物就含有嘌呤，动物性食品中嘌呤含量较多。患者禁食动物内脏、骨髓、海味、发酵食物、豆类等。

☺ 不应该使用抑制尿酸排出的药物。

月经不调

（1）主穴：

内生殖器 三角窝凹陷前缘。

卵巢 屏间切迹外缘与对耳屏内侧缘之间。

肝 耳甲艇的后下方。

脾 耳甲腔的后上方，胃穴与轮屏切迹连线的中点。

肾 对耳轮上下脚分叉处直下方的耳甲艇处。

内分泌 耳甲腔底部，屏间切迹内 0.5 厘米。

缘中 对耳屏外上方上缘中点。

（2）配穴：

交感 对耳轮下脚 1/3 内上方处。

盆腔 对耳轮上下脚分叉处的内缘。

（3）操作方法：

☺ 每月月经前 3～5 天开始取耳穴压丸。患者取坐位或仰卧位，术者选定主配穴进行敷贴，两耳交替应用。嘱患者每天按揉 3～5 次，每次 3～5 分钟。来月经后停止治疗。

☺ 月经过少者加交感。

☺ 经期紊乱者加盆腔。

（4）特别提示：

☺ 不要着急生气，注意休息。

☺ 注意经期卫生，不要吃生冷或刺激性食品，避免精神刺激，减轻体力劳动，禁房事。

 痛经

（1）主穴：

内生殖器 三角窝凹陷前缘。

内分泌 耳甲腔底部，屏间切迹内 0.5 厘米。

肝　耳甲艇的后下方。

肾　对耳轮上下脚分叉处直下方的耳甲艇处。

神门　降压点与盆腔连线中下 1/3 交接处。

（2）配穴：

心　耳甲腔中央凹陷处。

肺　在耳甲腔，心穴的上下方和后方，呈马蹄形区域。

脾　耳甲腔的后上方，胃穴与轮屏切迹连线的中点。

交感　对耳轮下脚 1/3 内上方处。

皮质下　对耳屏内侧面前下方。

胃　耳轮脚消失处周围。

（3）操作方法：

☺ 每月月经前 3～5 天开始取耳穴压丸。患者取坐位或仰卧位，术者选定主配穴进行敷贴，两耳交替应用。嘱患者每天按揉 3～5 次，每次 3～5 分钟。月经期停止治疗。

☺ 气血虚弱者加心、肺、脾。

☺ 胸胁胀闷者加交感、皮质下。

☺ 恶心呕吐，腿软无力者加脾、胃。

（4）特别提示：

☺ 不要着急生气，适当休息。

☺ 注意经期卫生，避免精神刺激，防止受凉或过食生冷食物。

☺ 患者肢冷腹痛，可以在每次月经前几天以热水袋敷腹部。

 46 闭经

（1）主穴：

内生殖器　三角窝凹陷前缘。

卵巢　屏间切迹外缘与对耳屏内侧缘之间。

内分泌　耳甲腔底部，屏间切迹内 0.5 厘米。

缘中　对耳屏外上方上缘中点。

肾 对耳轮上下脚分叉处直下方的耳甲艇处。

（2）配穴：

肝 耳甲艇的后下方。

三焦 耳甲腔底部内分泌穴上方。

心 耳甲腔中央凹陷处。

脾 耳甲腔的后上方，胃穴与轮屏切迹连线的中点。

皮质下 对耳屏内侧面前下方。

（3）操作方法：

☺ 患者取坐位或仰卧位，术者选取药丸选定主配穴进行敷贴，并嘱患者用拇指以中等力度揉捏药丸 3～5 分钟，每天 4～6 次。

☺ 因环境改变或精神因素引起者加肝、三焦。

☺ 因为其他的病变而引起气血衰弱者加心、脾、肝。

☺ 更年期者加心、皮质下。

（4）特别提示：

☺ 不要着急生气，适当休息。

☺ 对于月经停止患者，首先应与早期妊娠相鉴别。

☺ 不要淋雨和游泳，不吃生冷饮食。

☺ 引起闭经的原因很多，除查明原因，给予对症治疗外，饮食也应注意。体质虚弱者应多吃一些具有营养滋补和补血活血作用的食物，如鸡蛋、牛奶、大枣、桂圆、核桃、羊肉等；对气滞血瘀引起的闭经，可多食些具有行血化瘀之品，如生姜、大枣、红糖等。亦可将红糖煎水代茶饮，或口服红花酒等；对于极度消瘦引起的闭经者，应加强营养的全面供给，改善身体的营养状况使身体恢复到正常状况。总之，全面合理的营养对促进青春期女性的身体、生理发育，增强体质有积极的作用。

 47 带下病

（1）主穴：

内生殖器 三角窝凹陷前缘。

盆腔 对耳轮上下脚分叉处的内缘。

脾 耳甲腔的后上方，胃穴与轮屏切迹连线的中点。

肾 对耳轮上下脚分叉处直下方的耳甲艇处。

（2）配穴：

肝 耳甲艇的后下方。

三焦 耳甲腔底部内分泌穴上方。

肺 在耳甲腔，心穴的上下方和后方，呈马蹄形区域。

内分泌 耳甲腔底部，屏间切迹内 0.5 厘米。

（3）操作方法：

☺ 患者取坐位或仰卧位，术者选取药丸选定主配穴进行敷贴，并嘱患者用拇指以中等力度揉捏药丸 3～5 分钟，每天 4～6 次。

☺ 白带脓性恶臭，伴外阴瘙痒，小便短赤者加肝、三焦。

☺ 白带黏稠，精神疲倦者加肺。

☺ 白带清稀而量多者加内分泌。

（4）特别提示：

☺ 保持外阴部清洁，注意经期卫生及孕期调护，避免重复感染。

☺ 多进食健脾补肾之品，如山药、银杏、新鲜蔬菜等。现代医学认为，大量维生素的摄入，特别是维生素 B_1 对一些慢性白带增多的患者是大有益处的。

 乳腺增生

（1）主穴：

内分泌 耳甲腔底部，屏间切迹内 0.5 厘米。

肝 耳甲艇的后下方。

脾 耳甲腔的后上方，胃穴与轮屏切迹连线的中点。

缘中 对耳屏外上方上缘中点。

神门 降压点与盆腔连线中下 1/3 交接处。

胸 对耳轮上 1/5 处。

（2）配穴：

肾 对耳轮上下脚分叉处直下方的耳甲艇处。

心 耳甲腔中央凹陷处。

三焦 耳甲腔底部内分泌穴上方。

（3）操作方法：

☺ 患者取坐位或仰卧位，术者选取药丸选定主配穴进行敷贴，并嘱患者用拇指以中等力度揉捏药丸 3～5 分钟，每天 4～6 次。

☺ 精神疲倦，腰膝酸软者加肾。

☺ 心烦易怒，失眠多梦者加心、三焦。

（4）特别提示：

☺ 不要生气着急，控制好自己的情绪。

☺ 少吃辛辣、肥腻的食物。

☺ 如果肿块不消退，应该到医院就诊。

☺ 学会自我检查的方法，并经常做乳房自我检查，乳房自我检查是早发现、早诊断、早治疗乳房疾病的关键。自我检查方法：躺平，手指平放在乳房一侧，顺次摸整个乳房。正常乳房是软的、无肿块、无结节或触痛。特别注意乳房的外上角伸向腋窝方向的部位，不能遗漏；腋窝也要检查，看有无肿大的淋巴结。检查时不要抓捏乳房。如发现问题，应及时到医院就诊。

☺ 非哺乳期妇女乳头有液体流出或胸罩、衬衣上有渍斑，或检查时挤压乳晕附近，乳头有液体流出，应去医院检查。

☺ 月经前乳房胀痛不适，经后消失，如伴有乳房肿块的也应去医院检查。

☺ 40 岁以上，家族中有乳腺癌病史的妇女，应该多做自我检查，最好定期去医院检查。

49 盆腔炎

（1）主穴：

盆腔 对耳轮上下脚分叉处的内缘。

肾上腺 耳屏外侧下 1/2 隆起平面的中点。

神门 降压点与盆腔连线中下 1/3 交接处。

内生殖器 三角窝凹陷前缘。

（2）配穴：

胃 耳轮脚消失处周围。

内分泌 耳甲腔底部，屏间切迹内 0.5 厘米。

肾 对耳轮上下脚分叉处直下方的耳甲艇处。

腰椎 对耳轮上 2/5 处，胸椎穴与骶椎穴之间。

骶椎 对耳轮上 1/5 处。

（3）操作方法：

☺ 患者取坐位或仰卧位，术者选取药丸选定主配穴进行敷贴，并嘱患者用拇指以中等力度揉捏药丸 3～5 分钟，每天 4～6 次。

☺ 恶心呕吐者加胃。

☺ 月经不调者加内分泌、肾。

☺ 腰骶疼痛者加腰椎、骶椎。

（4）特别提示：

☺ 注意保持外阴部的清洁干净。

☺ 不要吃辛辣的食物。

☺ 严重的要到医院就诊。

50 子宫脱垂

（1）主穴：

内生殖器 三角窝凹陷前缘。

肝 耳甲艇的后下方。

脾　耳甲腔的后上方，胃穴与轮屏切迹连线的中点。

肾　对耳轮上下脚分叉处直下方的耳甲艇处。

交感　对耳轮下脚1/3内上方处。

（2）配穴：

心　耳甲腔中央凹陷处。

肺　在耳甲腔，心穴的上下方和后方，呈马蹄形区域。

三焦　耳甲腔底部内分泌穴上方。

（3）操作方法：

☺患者取坐位或仰卧位，术者选取药丸选定主配穴进行敷贴，并嘱患者用拇指以中等力度揉捏药丸3～5分钟，每天4～6次。

☺体质虚弱者加心、肺。

☺小腹坠胀者加三焦。

（4）特别提示：

☺不要剧烈运动。

☺加强营养。

☺平时要保持外阴部干净清洁。

 缺乳

（1）主穴：

内分泌　耳甲腔底部，屏间切迹内0.5厘米。

皮质下　对耳屏内侧面前下方。

脾　耳甲腔的后上方，胃穴与轮屏切迹连线的中点。

胃　耳轮脚消失处周围。

肝　耳甲艇的后下方。

肾　对耳轮上下脚分叉处直下方的耳甲艇处。

（2）配穴：

胸椎　对耳轮下2/5处。

（3）操作方法：

☺ 患者取坐位或仰卧位，术者选取药丸选定主配穴进行敷贴，并嘱患者用拇指以中等力度揉捏药丸 3 ～ 5 分钟，每天 4 ～ 6 次。

☺ 胸胁胀痛者加胸椎。

（4）特别提示：

☺ 注意哺乳方法是否妥当，不当时应及时纠正。

☺ 要保持心情愉快，不要着急生气，时常按摩乳房周围，促进乳汁分泌。

☺ 在治疗的同时应增进营养，可多食猪蹄、鲫鱼汤等食品，有助于促进乳汁分泌。

 更年期综合征

（1）主穴：

内分泌 耳甲腔底部，屏间切迹内 0.5 厘米。

皮质下 对耳屏内侧面前下方。

脾 耳甲腔的后上方，胃穴与轮屏切迹连线的中点。

胃 耳轮脚消失处周围。

肝 耳甲艇的后下方。

肾 对耳轮上下脚分叉处直下方的耳甲艇处。

（2）配穴：

心 耳甲腔中央凹陷处。

三焦 耳甲腔底部内分泌穴上方。

大肠 耳轮脚上方内 1/3 处。

小肠 耳轮脚上方中 1/3 处。

（3）操作方法：

☺ 患者取坐位或仰卧位，术者选取药丸选定主配穴进行敷贴，并嘱患者用拇指以中等力度揉捏药丸 3 ～ 5 分钟，每天 4 ～ 6 次。

☺ 心慌者加心。

☺ 身肿者加三焦。

☺ 大便干者加大肠、小肠。

（4）特别提示：

☺ 保持良好的情绪，对生活充满信心，对工作兢兢业业。这对提高抗病能力，促进健康，适应更年期的变化大有益处。

☺ 注意饮食营养。对于更年期有头昏、失眠、情绪不稳定等症状的人，要选择富含 B 族维生素的食物，如粗粮（小米、麦片）、豆类和瘦肉、牛奶。月经频繁、经血量多，甚至引起贫血的人，可选择蛋白质含量较高食物，如鸡蛋、瘦肉（牛、羊、猪等）、豆类等。如果食欲不好，厌油腻，可用大枣、桂圆加红糖做成大枣桂圆汤饮用，或用大枣、赤小豆煮粥喝，这些都可以起到健脾补血的功效。

☺ 要注意修饰打扮。良好的仪表、举止、风度会让人信心倍增，充满信心。更年期妇女适当修饰打扮，会使心情舒畅。

☺ 加强身体锻炼。一是提倡跳绳，二是提倡长跑。

 小儿呕吐

（1）主穴：

交感　对耳轮下脚 1/3 内上方处。

内分泌　耳甲腔底部，屏间切迹内 0.5 厘米。

皮质下　对耳屏内侧面前下方。

脾　耳甲腔的后上方，胃穴与轮屏切迹连线的中点。

胃　耳轮脚消失处周围。

（2）配穴：

神门　降压点与盆腔连线中下 1/3 交接处。

肝　耳甲艇的后下方。

（3）操作方法：

☺ 患者取坐位或仰卧位，术者选取药丸选定主配穴进行敷贴，并嘱患者用拇指以中等力度揉捏药丸 3～5 分钟，每天 4～6 次。

☺ 惊恐呕吐者加神门、肝。

（4）特别提示：

☺ 不要让孩子吃得太饱，尤其是油腻的食物。

☺ 吃饭后要让孩子多运动，但不要太剧烈。

☺ 在吃饭后给孩子轻揉肚子，可以减少呕吐。

 小儿腹泻

（1）主穴：

肺 在耳甲腔，心穴的上下方和后方，呈马蹄形区域。

大肠 耳轮脚上方内 1/3 处。

脾 耳甲腔的后上方，胃穴与轮屏切迹连线的中点。

胃 耳轮脚消失处周围。

小肠 耳轮脚上方中 1/3 处。

交感 对耳轮下脚 1/3 内上方处。

（2）配穴：

腹 在对耳轮体前部上 2/5 处，即对耳轮 8 区。

神门 降压点与盆腔连线中下 1/3 交接处。

丘脑 对耳屏内侧面中线下端。

心 耳甲腔中央凹陷处。

（3）操作方法：

☺ 患者取坐位或仰卧位，术者选取药丸选定主配穴进行敷贴，并嘱患者用拇指以中等力度揉捏药丸 3 ～ 5 分钟，每天 4 ～ 6 次。

☺ 腹痛者加腹、神门。

☺ 身体没劲者加丘脑、心。

（4）特别提示：

☺ 对腹泻患儿要加强护理，特别对反复腹泻易导致脱水、电解质紊乱者，应到医院治疗。

☺ 注意饮食，最好定时定量，不要吃得太饱，食物要新鲜、清洁，不要过食煎炸和肥腻难以消化的食物。

☺ 腹泻较轻的患儿，可进易消化的流质或半流质食物，最好少量多次进食。腹泻较重者应暂时不要吃饭。

 小儿流涎

（1）主穴：

口 外耳道口后上 1/3 与耳轮脚起始连线的中点。

脾 耳甲腔的后上方，胃穴与轮屏切迹连线的中点。

肺 在耳甲腔，心穴的上下方和后方，呈马蹄形区域。

肾上腺 耳屏外侧下 1/2 隆起平面的中点。

舌 2 区中点。

（2）配穴：

三焦 耳甲腔底部内分泌穴上方。

胃 耳轮脚消失处周围。

贲门 耳轮脚下方外 1/3 处。

外鼻 耳屏外侧面与屏尖、肾上腺呈等边三角形。

（3）操作方法：

☺ 患者取坐位或仰卧位，术者选取药丸选定主配穴进行敷贴，并嘱患者用拇指以中等力度揉捏药丸 3～5 分钟，每天 4～6 次。

☺ 身体肿者加三焦。

☺ 吃饭不好者加胃、贲门。

☺ 流鼻涕者加外鼻。

（4）特别提示：

☺ 经常擦流出的口水，注意要轻，别擦破皮肤。

☺ 伴有流鼻涕的要注意是否是鼻部疾病。

☺ 严重的可配合捏脊治疗。

56 小儿厌食

（1）主穴：

内分泌 耳甲腔底部，屏间切迹内0.5厘米。

皮质下 对耳屏内侧面前下方。

脾 耳甲腔的后上方，胃穴与轮屏切迹连线的中点。

胃 耳轮脚消失处周围。

肝 耳甲艇的后下方。

（2）配穴：

大肠 耳轮脚上方内1/3处。

小肠 耳轮脚上方中1/3处。

贲门 耳轮脚下方外1/3处。

（3）操作方法：

☺ 患者取坐位或仰卧位，术者选取药丸选定主配穴进行敷贴，并嘱患者用拇指以中等力度揉捏药丸3～5分钟，每天4～6次。

☺ 大便干结者加大肠、小肠。

☺ 恶心呕吐加贲门。

（4）特别提示：

☺ 加强营养，防止脾胃受伤。

☺ 想办法诱导孩子吃饭。

☺ 可以采取多餐、品种多样的形式，增加孩子的食欲。

 57 小儿遗尿

（1）主穴：

兴奋点 对耳屏内侧底部，与枕穴相对。

脾 耳甲腔的后上方，胃穴与轮屏切迹连线的中点。

肾 对耳轮上下脚分叉处直下方的耳甲艇处。

尿道 与对耳轮下角下缘相对的耳轮处。

（2）配穴：

膀胱 肾、前列腺连线的中前 1/3 交接处。

皮质下 对耳屏内侧面前下方。

（3）操作方法：

☺ 患者取坐位或仰卧位，术者选取药丸选定主配穴进行敷贴，并嘱患者用拇指以中等力度揉捏药丸 3～5 分钟，每天 4～6 次。

☺ 平时小便少者加膀胱。

☺ 怕冷体弱者加皮质下。

（4）特别提示：

☺ 患儿每日晚餐应尽量少量饮水，少吃水果等，以减少膀胱贮尿量。

☺ 患儿家长应鼓励、培养小儿自觉起床，养成良好的排尿习惯。

 小儿夜啼

（1）主穴：

心 耳甲腔中央凹陷处。

神门 降压点与盆腔连线中下 1/3 交接处。

丘脑 对耳屏内侧面中线下端。

交感 对耳轮下脚 1/3 内上方处。

（2）配穴：

肝 耳甲艇的后下方。

脾 耳甲腔的后上方，胃穴与轮屏切迹连线的中点。

胃 耳轮脚消失处周围。

（3）操作方法：

☺ 患者取坐位或仰卧位，术者选取药丸选定主配穴进行敷贴，并嘱患者用拇指以中等力度揉捏药丸 3～5 分钟，每天 4～6 次。

☺ 平时容易受惊吓者加肝。

☺ 饮食不好者加脾、胃。

（4）特别提示：

☺ 小儿啼哭应与其他疾病引起的啼哭相鉴别，本病白天多安静，只是入夜啼哭。

☺ 应注意防寒保暖，饮食适量。

☺ 小儿啼哭要注意检查尿布是否浸湿，包被松紧是否适合。

☺ 患儿尤其要注意皮肤护理（其皮肤细嫩，瘙痒、湿疹易损伤皮肤），以防感染。

 59 鹅口疮

（1）主穴：

心　耳甲腔中央凹陷处。

口　外耳道口后上 1/3 与耳轮脚起始连线的中点。

舌　2 区中点。

脾　耳甲腔的后上方，胃穴与轮屏切迹连线的中点。

胃　耳轮脚消失处周围。

神门　降压点与盆腔连线中下 1/3 交接处。

（2）配穴：

肝　耳甲艇的后下方。

三焦　耳甲腔底部内分泌穴上方。

小肠　耳轮脚上方中 1/3 处。

大肠　耳轮脚上方内 1/3 处。

（3）操作方法：

☺ 患者取坐位或仰卧位，术者选取药丸选定主配穴进行敷贴，并嘱患者用拇指以中等力度揉捏药丸 3 ～ 5 分钟，每天 4 ～ 6 次。

☺ 脸红口周糜烂者加肝、三焦。

☺ 大便干燥者加小肠、大肠。

（4）特别提示：

☺ 注意口腔卫生，多漱口。

♨ 少吃辛辣的食物。

♨ 不要随便刮鹅口疮。

 小儿惊风

（1）主穴：

心 耳甲腔中央凹陷处。

肝 耳甲艇的后下方。

丘脑 对耳屏内侧面中线下端。

交感 对耳轮下脚 1/3 内上方处。

脑干 轮屏切迹正中凹陷处。

神门 降压点与盆腔连线中下 1/3 交接处。

（2）配穴：

胃 耳轮脚消失处周围。

脾 耳甲腔的后上方，胃穴与轮屏切迹连线的中点。

皮质下 对耳屏内侧面前下方。

（3）操作方法：

♨ 患者取坐位或仰卧位，术者选取药丸选定主配穴进行敷贴，并嘱患者用拇指以中等力度揉捏药丸 3～5 分钟，每天 4～6 次。

♨ 食欲不振者加胃、脾。

♨ 体弱者加皮质下。

（4）特别提示：

♨ 本病发作，应首先制止抽筋，之后查明病因。

♨ 患儿抽筋发作时，切勿强制牵住，以免扭伤。抽筋不止或痰多的患儿，应使其侧卧，保持呼吸道畅通，并且把用多层消毒纱布包裹的压舌板放于患儿上下齿之间，以免咬伤舌头或发生窒息。

61 近视

（1）主穴：

心 耳甲腔中央凹陷处。

肝 耳甲艇的后下方。

肾 对耳轮上下脚分叉处直下方的耳甲艇处。

目1 屏间切迹前下。

目2 屏间切迹后下。

皮质下 对耳屏内侧面前下方。

（2）配穴：

脾 耳甲腔的后上方，胃穴与轮屏切迹连线的中点。

肺 在耳甲腔，心穴的上下方和后方，呈马蹄形区域。

（3）操作方法：

♡ 患者取坐位或仰卧位，术者选取药丸选定主配穴进行敷贴，并嘱患者用拇指以中等力度揉捏药丸3～5分钟，每天4～6次。

♡ 体质虚弱者加脾、肺。

♡ 消化不良者加脾。

（4）特别提示：

♡ 应养成卫生用眼的习惯，或经常做眼保健操，不可过久用眼，或在强光或昏暗条件下用眼。

♡ 加强体育锻炼，保证充分营养。

 62 结膜炎

（1）主穴：

眼 5区中点。

肝 耳甲艇的后下方。

肾 对耳轮上下脚分叉处直下方的耳甲艇处。

皮质下 对耳屏内侧面前下方。

（2）配穴：

神门　降压点与盆腔连线中下 1/3 交接处。

额　对耳屏外侧面前下方下缘中点。

脾　耳甲腔的后上方，胃穴与轮屏切迹连线的中点。

胃　耳轮脚消失处周围。

（3）操作方法：

☺ 患者取坐位或仰卧位，术者选取药丸选定主配穴进行敷贴，并嘱患者用拇指以中等力度揉捏药丸 3 ～ 5 分钟，每天 4 ～ 6 次。

☺ 头痛者加神门、额。

☺ 食欲不振者加脾、胃。

（4）特别提示：

☺ 注意不要接近患者，以防被传染。

☺ 少吃辛辣的食物。

☺ 严重者要到医院就诊。

☺ 患者要注意使用自己的东西，不要和别人混用。

 沙眼

（1）主穴：

眼　5 区中点。

目1　屏间切迹前下。

目2　屏间切迹后下。

肝　耳甲艇的后下方。

耳尖　耳轮顶端，将耳郭从中耳背向前反折，耳轮最高点。

（2）配穴：

肺　在耳甲腔，心穴的上下方和后方，呈马蹄形区域。

神门　降压点与盆腔连线中下 1/3 交接处。

（3）操作方法：

☺ 患者取坐位或仰卧位，术者选取药丸选定主配穴进行敷贴，并嘱患者用拇指以中等力度揉捏药丸 3 ~ 5 分钟，每天 4 ~ 6 次。

咽喉干燥者加肺。

红肿疼痛者加神门。

（4）特别提示：

不要总用手揉眼，要保持眼睛的卫生。

经常清除眼屎和流出的黏液。

少吃辛辣的食物和海鲜、牛羊肉等食物。

64 流泪症

（1）主穴：

眼 5 区中点。

目 1 屏间切迹前下。

目 2 屏间切迹后下。

肝 耳甲艇的后下方。

肾 对耳轮上下脚分叉处直下方的耳甲艇处。

（2）配穴：

顶 枕穴竖直向下 0.15 厘米处。

晕区 对耳屏外侧面外上方。

皮质下 对耳屏内侧面前下方。

心脏点 渴点与外耳连线的中点。

脾 耳甲腔的后上方，胃穴与轮屏切迹连线的中点。

（3）操作方法：

患者取坐位或仰卧位，术者选取药丸选定主配穴进行敷贴，并嘱患者用拇指以中等力度揉捏药丸 3 ~ 5 分钟，每天 4 ~ 6 次。

头晕者加顶、晕区。

心慌者加皮质下、心脏点。

食欲不振者加脾。

（4）特别提示：

☺ 在治疗的同时应明确诊断，针对原发病对症治疗。

☺ 注意个人卫生，保持眼部清洁。

 鼻炎

（1）主穴：

内鼻 耳屏内侧面下 1/2 的中点。

肺 在耳甲腔，心穴的上下方和后方，呈马蹄形区域。

肾上腺 耳屏外侧下 1/2 隆起平面的中点。

内分泌 耳甲腔底部，屏间切迹内 0.5 厘米。

（2）配穴：

屏尖 耳屏外侧上 1/2 隆起平面的中点。

神门 降压点与盆腔连线中下 1/3 交接处。

额 对耳屏外侧面前下方下缘中点。

（3）操作方法：

☺ 患者取坐位或仰卧位，术者选取药丸选定主配穴进行敷贴，并嘱患者用拇指以中等力度揉捏药丸 3～5 分钟，每天 4～6 次。

☺ 怕冷者加屏尖、神门。

☺ 头痛者加神门、额。

（4）特别提示：

☺ 应注意防寒保暖，特别在气温变化较大的时期，慎防外邪入侵。

☺ 应注意清洁鼻腔，保持鼻腔通畅及口腔的卫生。

☺ 重视体育锻炼，增强体质，促进康复。

☺ 轻轻地擤鼻涕，一次一个鼻孔。同时擤两个鼻孔，容易造成头颅内压力不平衡，影响听力。

☺ 擤鼻涕之后的卫生纸，最好马上放入马桶中用水冲走，或者丢弃在密闭垃圾桶内，以免病菌散布。

☺ 不要在孩子面前擤鼻涕，以免小孩子跟着学，反而造成身体伤害。

咽炎

（1）主穴：

咽喉 耳屏内侧面上 1/2 的中点。

肺 在耳甲腔，心穴的上下方和后方，呈马蹄形区域。

神门 降压点与盆腔连线中下 1/3 交接处。

肾上腺 耳屏外侧下 1/2 隆起平面的中点。

（2）配穴：

气管 在耳甲腔内，外耳道口与心穴之间。

大肠 耳轮脚上方内 1/3 处。

胃 耳轮脚消失处周围。

（3）操作方法：

☺患者取坐位或仰卧位，术者选取药丸选定主配穴进行敷贴，并嘱患者用拇指以中等力度揉捏药丸 3～5 分钟，每天 4～6 次。

☺咳嗽者加气管。

☺便秘者加大肠、胃。

（4）特别提示：

☺不要吃辛辣、油腻的食物。

☺多喝水。

☺要尽力把痰咳出来。

 扁桃体炎

（1）主穴：

肝 耳甲艇的后下方。

扁桃体 8 区中点。

咽喉 耳屏内侧面上 1/2 的中点。

心 耳甲腔中央凹陷处。

（2）配穴：

大肠 耳轮脚上方内 1/3 处。

小肠 耳轮脚上方中 1/3 处。

耳尖 耳轮顶端，将耳郭从中耳背向前反折，耳轮最高点。

（3）操作方法：

☺ 患者取坐位或仰卧位，术者选取药丸选定主配穴进行敷贴，并嘱患者用拇指以中等力度揉捏药丸 3～5 分钟，每天 4～6 次。

☺ 大便干燥者加大肠、小肠。

☺ 红肿疼痛者加耳尖放血。

（4）特别提示：

☺ 不要吃辛辣的食物。

☺ 多喝水，但不要喝太热的水。

☺ 注意多休息，少说话。

68 耳鸣、耳聋

（1）主穴：

内分泌 耳甲腔底部，屏间切迹内 0.5 厘米。

皮质下 对耳屏内侧面前下方。

内耳 6 区中点。

神门 降压点与盆腔连线中下 1/3 交接处。

（2）配穴：

肝 耳甲艇的后下方。

肾 对耳轮上下脚分叉处直下方的耳甲艇处。

（3）操作方法：

☺ 患者取坐位或仰卧位，术者选取药丸选定主配穴进行敷贴，并嘱患者用拇指以中等力度揉捏药丸 3～5 分钟，每天 4～6 次。

☺ 烦躁易怒者加肝。

☺ 腰膝酸软者加肾。

（4）特别提示：

☾ 出现耳鸣症状时，应加强自我保养。

☾ 患者先以两手掌心紧按外耳道口，同时以四指反复敲击枕部或乳突部，继而手掌起伏，使外耳道口有规律地开合，坚持每天早晚各做数分钟。

☾ 注意营养，若患病与一些药物有关应及时停用相关药物。灸法对骨膜穿孔、肿瘤所致的器质性耳聋以及先天性耳聋效果较差。

☾ 日常生活中还应注意劳逸结合，慎喜怒，避房劳，少食辛辣等刺激性食物，戒烟酒。

 牙痛

（1）主穴：

垂前　4区中点。

屏尖　耳屏外侧上1/2隆起平面的中点。

牙　1区中点。

面颊区　5区、6区交界线周围。

（2）配穴：

胃　耳轮脚消失处周围。

三焦　耳甲腔底部内分泌穴上方。

肾　对耳轮上下脚分叉处直下方的耳甲艇处。

神门　降压点与盆腔连线中下1/3交接处。

膀胱　肾、前列腺连线的中前1/3交接处。

（3）操作方法：

☾ 患者取坐位或仰卧位，术者选取药丸选定主配穴进行敷贴，并嘱患者用拇指以中等力度揉捏药丸3～5分钟，每天4～6次。

☾ 牙痛伴有口渴、发热者加胃、三焦。

☾ 牙痛伴有怕冷者加肾、神门、膀胱。

（4）特别提示：

☺ 应避免冷、热、酸、甜等食物的刺激，以减少发作次数或减轻症状。

☺ 注意加强口腔卫生，发现龋齿应及时采取综合治疗。

 口腔溃疡

（1）主穴：

肺 在耳甲腔，心穴的上下方和后方，呈马蹄形区域。

心 耳甲腔中央凹陷处。

口 外耳道口后上 1/3 与耳轮脚起始连线的中点。

舌 2 区中点。

（2）配穴：

神门 降压点与盆腔连线中下 1/3 交接处。

肾 对耳轮上下脚分叉处直下方的耳甲艇处。

脾 耳甲腔的后上方，胃穴与轮屏切迹连线的中点。

胃 耳轮脚消失处周围。

大肠 耳轮脚上方内 1/3 处。

（3）操作方法：

☺ 患者取坐位或仰卧位，术者选取药丸选定主配穴进行敷贴，并嘱患者用拇指以中等力度揉捏药丸 3～5 分钟，每天 4～6 次。

☺ 心烦、失眠者加神门、肾。

☺ 消化不良者加脾、胃。

☺ 便秘者加大肠。

（4）特别提示：

☺ 不要吃刺激性、油腻的食物，多喝水，多吃水果，避免吃研磨后的食物，如面包末、土豆片，要戒烟限酒，少吃酸性食物，如柑橘、番茄或坚果。

☺ 保持心情舒畅，不要着急生气。

☺ 用软毛的牙刷刷牙；经常做口腔检查，及时治疗坏牙、修理损坏的假牙等。

☺ 保持口腔清洁，可以用淡盐水漱口。

☺ 观察记录哪些食物容易引发口腔溃疡，避免吃此类食物。

 痤疮

（1）主穴：

面颊区 5区、6区交接线周围。

肺 在耳甲腔，心穴的上下方和后方，呈马蹄形区域。

胃 耳轮脚消失处周围。

大肠 耳轮脚上方内1/3处。

内分泌 耳甲腔底部，屏间切迹内0.5厘米。

（2）配穴：

皮质下 对耳屏内侧面前下方。

额 对耳屏外侧面前下方下缘中点。

顶 枕穴竖直向下0.15厘米处。

小肠 耳轮脚上方中1/3处。

（3）操作方法：

☺ 患者取坐位或仰卧位，术者选取药丸选定主配穴进行敷贴，并嘱患者用拇指以中等力度揉捏药丸3～5分钟，每天4～6次。

☺ 头晕头痛者加皮质下、额、顶。

☺ 大便干者加小肠。

（4）特别提示：

☺ 不要着急生气，少食辛辣、油腻之品。

☺ 局部勿滥涂抹外用药，勿用手挤压，以防感染。

☺ 多食新鲜蔬菜、水果等，保持大便畅通。

 黄褐斑

（1）主穴：

面颊区 5区、6区交接线周围。

肺 在耳甲腔，心穴的上下方和后方，呈马蹄形区域。

大肠 耳轮脚上方内 1/3 处。

内分泌 耳甲腔底部，屏间切迹内 0.5 厘米。

皮质下 对耳屏内侧面前下方。

（2）配穴：

肝 耳甲艇的后下方。

输尿管 肾、前列腺连线的中后 1/3 交接处。

膀胱 肾、前列腺连线的中前 1/3 交接处。

胃 耳轮脚消失处周围。

脾 耳甲腔的后上方，胃穴与轮屏切迹连线的中点。

（3）操作方法：

◉ 患者取坐位或仰卧位，术者选取药丸选定主配穴进行敷贴，并嘱患者用拇指以中等力度揉捏药丸 3～5 分钟，每天 4～6 次。

◉ 急躁容易生气者加肝。

◉ 小便不好者加输尿管、膀胱。

◉ 食欲不振者加胃、脾。

（4）特别提示：

◉ 不要吃油腻、辛辣的食物。

◉ 不要着急生气，要保持心情愉快。

◉ 斑块一直不消除，应该到医院看病。

 皮肤瘙痒症

（1）主穴：

脾 耳甲腔的后上方，胃穴与轮屏切迹连线的中点。

肺 在耳甲腔，心穴的上下方和后方，呈马蹄形区域。

心 耳甲腔中央凹陷处。

神门 降压点与盆腔连线中下 1/3 交接处。

耳尖 耳轮顶端，将耳郭从中耳背向前反折，耳轮最高点。

皮质下 对耳屏内侧面前下方。

（2）配穴：

肝 耳甲艇的后下方。

交感 对耳轮下脚 1/3 内上方处。

风溪 指、腕两穴内缘区域。

（3）操作方法：

☺ 患者取坐位或仰卧位，术者选取药丸选定主配穴进行敷贴，并嘱患者用拇指以中等力度揉捏药丸 3～5 分钟，每天 4～6 次。

☺ 心烦容易生气者加肝、交感。

☺ 怕风者加风溪。

（4）特别提示：

☺ 不要吃辛辣的食物和牛肉、羊肉等。

☺ 不要用力抓皮肤。

☺ 皮肤瘙痒严重的要到医院就诊。

 74 带状疱疹

（1）主穴：

神门 降压点与盆腔连线中下 1/3 交接处。

交感 对耳轮下脚 1/3 内上方处。

皮质下 对耳屏内侧面前下方。

肾上腺 耳屏外侧下 1/2 隆起平面的中点。

（2）配穴：

肺 在耳甲腔，心穴的上下方和后方，呈马蹄形区域。

胃 耳轮脚消失处周围。

肝 耳甲艇的后下方。

（3）操作方法：

☺ 患者取坐位或仰卧位，术者选取药丸选定主配穴进行敷贴，并嘱患者用拇指以中等力度揉捏药丸 3～5 分钟，每天 4～6 次。

☺ 发热、咽喉肿痛者加肺、胃。

☺ 烦躁易怒者加肝。

（4）特别提示：

☺ 不要抓破水疱，防止感染。

☺ 不要吃辛辣的食物和牛肉、羊肉等。

 湿疹

（1）主穴：

肺 在耳甲腔，心穴的上下方和后方，呈马蹄形区域。

脾 耳甲腔的后上方，胃穴与轮屏切迹连线的中点。

神门 降压点与盆腔连线中下 1/3 交接处。

肾上腺 耳屏外侧下 1/2 隆起平面的中点。

（2）配穴：

渴点 屏尖与外鼻两穴连线的中点。

胃 耳轮脚消失处周围。

饥点 肾上腺和外鼻两穴连线的中点。

肝 耳甲艇的后下方。

（3）操作方法：

☺ 患者取坐位或仰卧位，术者选取药丸选定主配穴进行敷贴，并嘱患者用拇指以中等力度揉捏药丸 3～5 分钟，每天 4～6 次。

☺ 身体沉重者加渴点。

☺ 食欲不振者加胃、饥点。

☺ 急躁容易生气者加肝。

（4）特别提示：

☺ 保持患处干燥，勤换衣裤，以防感染。

☺ 本病属过敏性疾患，特别注意不要吃海鲜及刺激性食物，以减少复发次数。

76 荨麻疹

（1）主穴：

神门 降压点与盆腔连线中下 1/3 交接处。

枕 对耳屏外侧面外上方下缘中点。

肾上腺 耳屏外侧下 1/2 隆起平面的中点。

肺 在耳甲腔，心穴的上下方和后方，呈马蹄形区域。

内分泌 耳甲腔底部，屏间切迹内 0.5 厘米。

（2）配穴：

肝 耳甲艇的后下方。

丘脑 对耳屏内侧面中线下端。

小肠 耳轮脚上方中 1/3 处。

大肠 耳轮脚上方内 1/3 处。

（3）操作方法：

☺ 患者取坐位或仰卧位，术者选取药丸选定主配穴进行敷贴，并嘱患者用拇指以中等力度揉捏药丸 3 ～ 5 分钟，每天 4 ～ 6 次。

☺ 容易生气者加肝、丘脑。

☺ 大便干者加小肠、大肠。

（4）特别提示：

☺ 避免接触过敏原，如药物、鱼虾、花粉等。

☺ 不要着急生气，保持大便通畅。

☺ 由寄生虫所致者，应服用驱虫药。

 77 牛皮癣

（1）主穴：

肺 在耳甲腔，心穴的上下方和后方，呈马蹄形区域。

屏尖 耳屏外侧上 1/2 隆起平面的中点。

神门 降压点与盆腔连线中下 1/3 交接处。

枕 对耳屏外侧面外上方下缘中点。

肾上腺 耳屏外侧下 1/2 隆起平面的中点。

心 耳甲腔中央凹陷处。

肝 耳甲艇的后下方。

脾 耳甲腔的后上方，胃穴与轮屏切迹连线的中点。

缘中 对耳屏外上方上缘中点。

（2）配穴：

小肠 耳轮脚上方中 1/3 处。

大肠 耳轮脚上方内 1/3 处。

渴点 屏尖与外鼻两穴连线的中点。

热穴 尾椎与腹两穴之间。

（3）操作方法：

☺ 患者取坐位或仰卧位，术者选取药丸选定主配穴进行敷贴，并嘱患者用拇指以中等力度揉捏药丸 3～5 分钟，每天 4～6 次。

☺ 大便干者加小肠、大肠。

☺ 口渴想喝水者加渴点、热穴。

（4）特别提示：

☺ 应该去除一切可能的诱因，宜进食低脂肪食物，多吃新鲜的蔬菜、水果，不要吃海鲜和辛辣刺激性的食物，不要喝酒、浓茶、咖啡等可能加重病情的饮品。

☺ 床单被褥应保持清洁，及时清扫皮屑。并要勤换内衣。

☺ 局部皮损外抹药物时，在每次搽前应先将鳞屑刮去，有条件时最好每天洗澡，去除鳞屑后再抹药（急性进行期除外）。

☺ 不要滥用刺激性过强的外用药物，避免皮损加重。

☺ 去除可疑病因，如治疗慢性扁桃体炎等。

☺ 如果用口服药一定要严格遵照医嘱。如乙双吗啉、乙亚胺等会影响骨髓的造血功能，要每周检查 1 次白细胞，必要时停用，并加服升白细胞药。

☺ 由于大量的鳞屑脱落，蛋白质损失也多，因此要注意蛋白质的摄入，除了每天的饮食外，还需增加 1～2 个鸡蛋，以补充失去的蛋白质。

 78 脱发

（1）主穴：

肝 耳甲艇的后下方。

肺 在耳甲腔，心穴的上下方和后方，呈马蹄形区域。

肾 对耳轮上下脚分叉处直下方的耳甲艇处。

内分泌 耳甲腔底部，屏间切迹内 0.5 厘米。

皮质下 对耳屏内侧面前下方。

（2）配穴：

交感 对耳轮下脚 1/3 内上方处。

肾上腺 耳屏外侧下 1/2 隆起平面的中点。

渴点 屏尖与外鼻两穴连线的中点。

热穴 尾椎与腹两穴之间。

（3）操作方法：

☺ 患者取坐位或仰卧位，术者选取药丸选定主配穴进行敷贴，并嘱患者用拇指以中等力度揉捏药丸 3～5 分钟，每天 4～6 次。

☺ 腰酸腰痛者加交感、肾上腺。

☺ 口渴想喝水者加渴点、热穴。

（4）特别提示：

☺ 不要着急生气，保证充分睡眠和营养。

☺ 少吃刺激性食物，如辛辣、腥味食物。

 79 痔疮

（1）主穴：

直肠 耳轮末端，大肠穴前方的耳轮处。

大肠 耳轮脚上方内 1/3 处。

皮质下 对耳屏内侧面前下方。

肾上腺 耳屏外侧下 1/2 隆起平面的中点。

外生殖器 与对耳轮下角的上缘相对的耳轮处。

（2）配穴：

肝 耳甲艇的后下方。

三焦 耳甲腔底部内分泌穴上方。

便秘点 坐骨神经穴稍上一点，三角窝的下缘。

小肠 耳轮脚上方中 1/3 处。

（3）操作方法：

☺ 患者取坐位或仰卧位，术者选取药丸选定主配穴进行敷贴，每天定时按压 3～6 分钟，以有胀痛感为度。双耳交替应用。

☺ 有口干想喝水者加肝、三焦。

☺ 有大便干燥者加便秘点、小肠。

（4）特别提示：

☺ 少吃辛辣的食物，多食新鲜多汁蔬菜，减少大便秘结的次数。

☺ 可用药坐浴，或经常做收腹提肛动作。

☺ 经常参加各种体育活动，如广播体操、太极拳、气功等，能够增强机体的抗病能力，减少疾病发生的可能，对于痔疮也有一定的预防作用。

☺ 可以用自我按摩的方法改善肛门局部血液循环。方法有两种：一种是临睡前用手自我按摩尾骨尖的长强穴（在尾骨端下，尾骨端与肛门连线的中点)，每次约 5 分钟,可以疏通经络,改善肛门血液循环；另一种方法是用意念，有意识地向上收缩肛门，早晚各 1 次，每次做 30 下。

☺ 保持肛门周围清洁。因为肛门、直肠、乙状结肠是储存和排泄粪便的地方，粪便中含有许多细菌，肛门周围很容易受到这些细菌的污染，诱发肛门周围汗腺、皮脂腺感染，而生疮疖、脓肿。女性阴道与肛门相邻，阴道分泌物较多，可刺激肛门皮肤，诱发痔疮。因此，应保持肛门周围的清洁，每日温水清洗，勤换内裤，可起到预防痔疮的作用。

癃闭

（1）主穴：

肾 对耳轮上下脚分叉处直下方的耳甲艇处。

交感 对耳轮下脚 1/3 内上方处。

膀胱 肾、前列腺连线的中前 1/3 交接处。

外生殖器 与对耳轮下角的上缘相对的耳轮处。

皮质下 对耳屏内侧面前下方。

尿道 与对耳轮下角下缘相对的耳轮处。

神门 降压点与盆腔连线中下 1/3 交接处。

（2）配穴：

三焦 耳甲腔底部内分泌穴上方。

肺 在耳甲腔，心穴的上下方和后方，呈马蹄形区域。

盆腔 对耳轮上下脚分叉处的内缘。

（3）操作方法：

☺ 患者取坐位或仰卧位，术者选取药丸选定一侧耳穴进行敷贴，每天定时按压 3～6 分钟，以有胀痛感为度。双耳交替应用。

☺ 小便痛者加三焦。

☺ 血尿者加肺、盆腔。

（4）特别提示：

☺ 少饮水，戒房事。

☺ 尿潴留患者可自我按摩，用手掌自膀胱底部向下轻轻推按，不可用力过猛，并用热水袋或热毛巾在少腹部热敷。

☺ 膀胱贮尿较多，胀满不舒服者，应立即就医，以便行导尿术。

81 疝气

（1）主穴：

脾 耳甲腔的后上方，胃穴与轮屏切迹连线的中点。

胃 耳轮脚消失处周围。

外生殖器 与对耳轮下角的上缘相对的耳轮处。

肾上腺 耳屏外侧下 1/2 隆起平面的中点。

(2) 配穴:

肾 对耳轮上下脚分叉处直下方的耳甲艇处。

肝 耳甲艇的后下方。

皮质下 对耳屏内侧面前下方。

兴奋点 对耳屏内侧底部,与枕穴相对。

(3) 操作方法:

○ 患者取坐位或仰卧位,术者选取药丸选定一侧耳穴进行敷贴,每天定时按压 3 ~ 6 分钟,以有胀痛感为度。双耳交替应用。

○ 腰痛腰酸者加肾。

○ 易生气着急者加肝。

○ 身体弱乏力者加皮质下、兴奋点。

(4) 特别提示:

○ 不要剧烈运动,尤其是跳动的运动。

○ 加强营养,保持健康。

○ 在大便和小便时不要太用力,尽量保持大便的通畅。

 尿失禁

(1) 主穴:

肺 在耳甲腔,心穴的上下方和后方,呈马蹄形区域。

脾 耳甲腔的后上方,胃穴与轮屏切迹连线的中点。

肾 对耳轮上下脚分叉处直下方的耳甲艇处。

三焦 耳甲腔底部内分泌穴上方。

(2) 配穴:

腰椎 对耳轮上 2/5 处,胸椎穴与骶椎穴之间。

骶椎 对耳轮上 1/5 处。

皮质下　对耳屏内侧面前下方。

膀胱　肾、前列腺连线的中前 1/3 交接处。

前列腺　耳甲艇内上角。

腹水点　肾与十二指肠的中上 1/3 交接处。

（3）操作方法：

☙ 患者取坐位或仰卧位，术者选取药丸选定一侧耳穴进行敷贴，每天定时按压 3～6 分钟，以有胀痛感为度。双耳交替应用。

☙ 腰痛剧烈者加腰椎、骶椎。

☙ 身体水肿者加皮质下、膀胱。

☙ 小便少者加前列腺、腹水点。

（4）特别提示：

☙ 减少饮水量，尤其在睡前。戒房事。

☙ 保持排便通畅，勿憋尿，一有尿意，应马上去排尿，最好在饭前、饭后及睡前，将尿液排尽。

☙ 戒烟限酒，肥胖者应当减肥。

 水肿

（1）主穴：

肺　在耳甲腔，心穴的上下方和后方，呈马蹄形区域。

脾　耳甲腔的后上方，胃穴与轮屏切迹连线的中点。

肾　对耳轮上下脚分叉处直下方的耳甲艇处。

三焦　耳甲腔底部内分泌穴上方。

（2）配穴：

渴点　屏尖与外鼻两穴连线的中点。

神门　降压点与盆腔连线中下 1/3 交接处。

腰椎　对耳轮上 2/5 处，胸椎穴与骶椎穴之间。

骶椎　对耳轮上 1/5 处。

（3）操作方法：

☺ 患者取坐位或仰卧位，术者选取药丸选定一侧耳穴进行敷贴，每天定时按压 3～6 分钟，以有胀痛感为度。双耳交替应用。

☺ 口渴想喝水者加渴点、神门。

☺ 腰痛剧烈者加腰椎、骶椎。

（4）特别提示：

☺ 重视饮食的调配，控制食盐的摄入，少喝水。水肿消退后，可进低盐饮食。

☺ 水肿期最好卧床休息，避免过度劳作。

 阳痿

（1）主穴：

内生殖器 三角窝凹陷前缘。

外生殖器 与对耳轮下角的上缘相对的耳轮处。

肝 耳甲艇的后下方。

肾 对耳轮上下脚分叉处直下方的耳甲艇处。

内分泌 耳甲腔底部，屏间切迹内 0.5 厘米。

缘中 对耳屏外上方上缘中点。

睾丸 对耳屏内侧与平喘穴相对。

（2）配穴：

肾上腺 耳屏外侧下 1/2 隆起平面的中点。

神门 降压点与盆腔连线中下 1/3 交接处。

神经点 内鼻与咽喉两穴中间。

皮质下 对耳屏内侧面前下方。

（3）操作方法：

☺ 患者取坐位或仰卧位，术者选取药丸选定一侧耳穴进行敷贴，每天定时按压 3～6 分钟，以有胀痛感为度。双耳交替应用。治疗期间宜忌房事。

☺ 头晕、耳鸣、腰膝酸软、遗精者加肾上腺。

◎ 失眠者加神门。

◎ 精神过于紧张者加神经点、皮质下。

（4）特别提示：

◎ 注意调摄心神，对由心理因素而致病者，要注意协调夫妇双方感情，解除思想顾虑，合理安排性生活，避房劳、手淫，尽量清心休养。

◎ 对于继发性阳痿，如外伤截瘫、前列腺炎、糖尿病应治疗原发病。

◎ 注意饮食调节，不吃油腻食物。

 85 遗精

（1）主穴：

肾 对耳轮上下脚分叉处直下方的耳甲艇处。

内分泌 耳甲腔底部，屏间切迹内 0.5 厘米。

神门 降压点与盆腔连线中下 1/3 交接处。

皮质下 对耳屏内侧面前下方。

（2）配穴：

心 耳甲腔中央凹陷处。

脾 耳甲腔的后上方，胃穴与轮屏切迹连线的中点。

（3）操作方法：

◎ 患者取坐位或仰卧位，术者选取药丸选定一侧耳穴进行敷贴，每天定时按压 3 ～ 6 分钟，以有胀痛感为度。双耳交替应用。

◎ 头晕心悸者加心。

◎ 体倦乏力者加脾。

（4）特别提示：

◎ 不要着急生气，注意休息，可以每晚睡前以温热水洗脚，减少房事。

◎ 不要过度劳累，戒除不良习惯，如手淫等。

◎ 加强体育锻炼，进行精神心理卫生咨询，接受性知识的指导、教育，以促进病情康复。

86 早泄

（1）主穴：

内生殖器 三角窝凹陷前缘。

外生殖器 与对耳轮下角的上缘相对的耳轮处。

睾丸 对耳屏内侧与平端穴相对。

皮质下 对耳屏内侧面前下方。

内分泌 耳甲腔底部，屏间切迹内 0.5 厘米。

缘中 对耳屏外上方上缘中点。

（2）配穴：

肝 耳甲艇的后下方。

肾 对耳轮上下脚分叉处直下方的耳甲艇处。

神门 降压点与盆腔连线中下 1/3 交接处。

（3）操作方法：

☺ 患者取坐位或仰卧位，术者选取药丸选定一侧耳穴进行敷贴，每天定时按压 3～6 分钟，以有胀痛感为度。双耳交替应用。

☺ 头晕、耳鸣、腰膝酸软、遗精者加肝、肾。

☺ 失眠者加神门。

（4）特别提示：

☺ 要注意协调夫妇双方感情，解除思想顾虑，合理安排性生活，避房劳、手淫，清心休养。治疗期间宜忌房事。

☺ 注意饮食调节，不吃油腻食物。

87 前列腺增生

（1）主穴：

内生殖器 三角窝凹陷前缘。

外生殖器 与对耳轮下角的上缘相对的耳轮处。

膀胱 肾、前列腺连线的中前 1/3 交接处。

屏尖　耳屏外侧上 1/2 隆起平面的中点。

神门　降压点与盆腔连线中下 1/3 交接处。

（2）配穴：

肾　对耳轮上下脚分叉处直下方的耳甲艇处。

大肠　耳轮脚上方内 1/3 处。

心　耳甲腔中央凹陷处。

肝　耳甲艇的后下方。

（3）操作方法：

☺ 患者取坐位或仰卧位，术者选取药丸选定一侧耳穴进行敷贴，每天定时按压 3～6 分钟，以有胀痛感为度。双耳交替应用。

☺ 喘息气促、心悸者加肾、大肠、心。

☺ 头晕、耳鸣、遗精者加肝、肾。

（4）特别提示：

☺ 少吃辛辣、油腻的食物。

☺ 睡觉前少喝水，平时可以少量多次喝水。

☺ 不要乱用药物，严重的要到医院就诊。

保健美容

 耳穴按摩保健法如何操作?

运用耳穴按摩方法进行人体保健由来已久,早在清朝被称为长寿皇帝的乾隆就把"耳常弹"作为自己保健的秘诀之一,而耳穴按摩手法,不论哪个年龄层次,不论体强体弱,也不计较场合或时间,随意都可以做,可以称为方便、轻巧的保健方法。

长年坚持耳穴按摩,可以促进耳部血液循环,以达到通经活络、调节机体阴阳平衡和增强机体免疫能力等目的。再加上耳部的一些具有特殊功效的穴位,如:内分泌、疲劳恢复点、便秘点、降压沟、神门等,可起到改善睡眠、增进食欲、大便通畅、平稳血压的效果。长此下去,自然会神清气爽,精力充沛,面色红润,耳聪目明,起到防病保健的作用。

耳穴按摩分两类:一是自我进行耳郭穴位保健按摩,二是术者进行耳郭穴位治疗按摩。常用手法有按、摩、揉、搓、捏、点、掐等。

(1)自身耳郭穴位按摩:自身耳郭穴位按摩由患者自己操作。按摩时采取坐位或立位,全身放松,两脚和肩平宽。每天清晨 1 次,或早晚各 1 次。

1)耳轮部(耳轮 / 耳轮脚 / 耳轮尾 / 耳轮结节):

☺ 耳轮位于耳郭外缘向前卷曲部分。

☺ 耳轮脚位于耳轮深入至耳甲内的横行凸地处。

☺ 耳轮尾位于耳轮向下与耳垂相接无软骨部分。

☺ 耳轮结节位于耳轮后上方的一个不太明显的小结节上。

☺ 自己可用两手拇、食二指捏拿耳轮区,做轻微揉按 18 ～ 27 次。

◎ 按摩整个耳轮边可镇静消炎，增强体质，提高免疫力，预防肝炎、高血压等；耳轮脚相当于人体的消化系统，在这里按摩可以帮助消化，对便秘、腹胀、胃痛、失眠、减肥及减少皱纹等都有显著疗效。

2）对耳轮（对耳轮体／对耳轮上脚／对耳轮下脚）：

◎ 对耳轮体位于耳轮内侧与耳轮相对。

◎ 对耳轮上脚位于对耳轮向上分叉的一支。

◎ 对耳轮下脚位于对耳轮向下分叉的一支。

◎ 自己可用两手的拇、食二指捏对耳轮区，做轻微揉按18～27次。

◎ 对耳轮处相当于人的脊椎、下肢、臀部，在这个部位按摩可以促进躯体的血液循环，防治颈、背、腰、膝、小腿、脚跟、踝关节等酸痛，骨质增生，脱发，关节炎，坐骨神经痛等，并且具有疏通经络、活血止痛等功效。

3）三角窝：

◎ 三角窝位于对耳轮上下脚之间构成的三角形凹窝。

◎ 自己可用两手食指或中指指尖，在三角窝区域内轻点揉按18～27次。

◎ 三角窝相当于人体的内生殖器，在这个部位按摩可以防治妇科病、男性病等，并具有安心宁神、消炎止痛等功效。

4）耳舟：

◎ 耳舟位于耳轮和对耳轮之间的舟状凹沟。

◎ 自己可用两手拇、食二指捏耳舟区，做轻微揉按18～27次。

◎ 耳舟相当于人体的上肢，按摩耳舟可疏通经络、活血止痛，防治肩周炎、手痛、肘痛、落枕、皮肤过敏等。

5）耳屏：

◎ 耳屏位于耳郭前面呈瓣状的隆起。

◎ 自己可用两手中、食二指指尖在耳屏处轻轻揉按。沿顺时针及逆时针方向各揉按18次。

◎ 耳屏内外相当于人体的鼻、咽喉、耳等，在这个部位按摩可以防治鼻、咽喉、耳朵发炎，预防感冒、鼻炎等。

6）对耳屏：

☾ 对耳屏位于耳垂上部，与耳屏相对的隆起部。

☾ 自己可用两手拇、食二指捏对耳屏区，做轻微揉按 18 ～ 27 次。

☾ 对耳屏相当于人体的头部，在这里按摩可以防治后头痛、偏头痛、前额痛、头晕、精神紧张，更可以提神醒脑、增强记忆力。

7）耳甲腔：

☾ 耳甲腔位于耳轮脚以下的耳甲部。

☾ 两手食指或中指尖，在这个部位轻点揉按 18 ～ 27 次，可以防治胸痛、心悸及咳喘等。

☾ 耳甲腔相当于人体的心、肺，在这里按摩可以防治感冒、咳嗽、气管炎，还可以安心宁神，防治神经衰弱等。

8）耳甲艇：

☾ 耳甲艇位于耳轮脚以上的耳甲部。

☾ 自己可用两手食指或中指指尖，在耳甲艇区轻微点揉按 18 ～ 27 次。

☾ 耳甲艇相当于人的腹部，在这里按摩可以补肾益精、疏肝理气、养血强筋，更可防治低血压或高血压、头痛失眠、脱发、腰背酸痛、黑斑、雀斑等。

9）耳垂：

☾ 耳垂位于耳下部没有软骨的皮垂。

☾ 自己可用两手拇、食二指捏拿耳垂区，做轻微揉按 9 次；双手指放开，再按上面的方法做 3 ～ 9 次。

☾ 耳垂相当于人的面部，在这里按摩可以促进面部的血液循环、预防工作疲劳时出现的劳累、眼袋、黑眼圈、黑斑、雀斑、皱纹、扁桃体发炎等。

10）耳背区（耳背沟穴等）：

☾ 自己可用两手拇、食二指捏拿耳背、耳腹处，做轻微揉按 18 ～ 27 次。

☾ 常用于预防高血压等。

11）全耳背：

☺ 自己可用两手掌心（劳宫穴）对准耳背做轻揉按，正转、反转各18～27次。

☺ 这种方法可以起到全身的保健作用。

12）全耳腹：

☺ 自己可用两手掌心（劳宫穴）对准耳腹做轻揉按，正转、反转各18～27次。

☺ 此种方法可用来全身保健。

（2）术者耳郭穴位按摩：本法主要用于疾病的治疗，有揉按法、点按法、掐按法。

1）揉按法：

☺ 患者取坐位或卧位。

☺ 术者用右手拇指、食指掌侧面对准穴位，揉按1～2分钟。

☺ 指力由轻到重以局部有热胀舒适感为宜。

☺ 每次揉按1～3穴，每天或隔天1次。

☺ 根据年龄、体质和病情，决定手法的轻重。

2）点按法：

☺ 患者取坐位或卧位。

☺ 术者用右手食指或中指指尖，对准穴位，点按2～3分钟，指力由轻到重，直到局部有胀痛感。

☺ 每次点按1～3穴，每天1～2次。

3）掐按法：

☺ 患者取坐位或卧位。

☺ 术者右手拇指、食二指指腹对准穴位。其中食指对准耳郭背面穴位，拇指对准耳郭穴位，进行掐按，由轻到重，用力要均匀。

☺ 每次掐按1～3穴，每穴掐按2～3分钟，每天1～2次。

请注意：揉按法用来治疗眼疾、面瘫、失眠、小儿遗尿、小儿积滞等病症；其余两种方法主要用来治疗疼痛病症。

耳穴减肥法常用处方是什么?

处方一

（1）主穴：

内分泌 耳甲腔底部，屏间切迹内0.5厘米。

丘脑 对耳屏内侧面中线下端。

卵巢 屏间切迹外缘与对耳屏内侧缘之间。

饥点 肾上腺和外鼻两穴连线的中点。

神门 降压点与盆腔连线中下1/3交接处。

胃 耳轮脚消失处周围。

（2）配穴：

交感 对耳轮下脚1/3内上方处。

（3）操作方法：

☺ 每次取4～6穴，各压药籽后，用胶布固定，每周1～2次。通过耳穴压丸的治疗，比较容易调整机体的各种代谢功能，促进脂肪的分解，达到减肥降脂的目的。压丸后能够抑制胃肠的蠕动，并有抑制胃酸分泌的作用，从而减轻饥饿感，促使新陈代谢加快，能量不断消耗，机体重新建立平衡。耳穴压丸法一般30天为1个疗程，若对此疗法敏感的人群，1个疗程可减5千克左右。

处方二

（1）主穴：

胃 耳轮脚消失处周围。

脾 耳甲腔的后上方，胃穴与轮屏切迹连线的中点。

内分泌 耳甲腔底部，屏间切迹内0.5厘米。

（2）配穴：

交感 对耳轮下脚1/3内上方处。

（3）操作方法：

☺ 用药丸压在耳穴上，再用胶布固定。每次餐前 30 分钟按压上述耳穴 2～3 分钟，以有灼热感为宜。

处方三

（1）主穴：

肺　在耳甲腔，心穴的上下方和后方，呈马蹄形区域。

脾　耳甲腔的后上方，胃穴与轮屏切迹连线的中点。

肾　对耳轮上下脚分叉处直下方的耳甲艇处。

三焦　耳甲腔底部内分泌穴上方。

内分泌　耳甲腔底部，屏间切迹内 0.5 厘米。

（2）配穴：

肝　耳甲艇的后下方。

胃　耳轮脚消失处周围。

神门　降压点与盆腔连线中下 1/3 交接处。

皮质下　对耳屏内侧面前下方。

饥点　肾上腺和外鼻两穴连线的中点。

（3）操作方法：

☺ 每次主穴均用，配穴可选 2～3 个。

☺ 先将耳穴部位的皮肤用 75% 酒精消毒，将药丸贴压在选定的耳穴上。

☺ 嘱患者每天每穴按压 4～8 次，每次每穴 5 分钟，以有微痛感为度。

☺ 贴压 6 天为 1 次，休息 1 天后再贴压第二次，4 次为 1 个疗程。

另外，减肥时在饮食方面还要注意以下几点：

☺ 均衡摄取各种食物，避免高热量食物。

☺ 多吃高纤维的蔬菜和水果，如苹果。

☺ 少吃糖分高、油多和太咸的食物。

☺ 每天喝 6～8 大杯（1 500～2 000 毫升）水，饭前 15 分钟和饭后 2 小时内，不要大量喝水。

☺ 吃饭时要尽量细嚼慢咽，定时定量。饥饿的时候补充些低热量蔬菜，如番茄、小黄瓜、西洋芹菜、海带、花菜等。

☺ 早餐吃得好,午餐吃得饱,晚餐吃得少。

 耳穴戒烟法常用穴位有哪些?

(1)主穴:

肺 在耳甲腔,心穴的上下方和后方,呈马蹄形区域。

口 外耳道口后上 1/3 与耳轮脚起始连线的中点。

神门 降压点与盆腔连线中下 1/3 交接处。

交感 对耳轮下脚 1/3 内上方处。

(2)配穴:

肾 对耳轮上下脚分叉处直下方的耳甲艇处。

大肠 耳轮脚上方内 1/3 处。

心 耳甲腔中央凹陷处。

脾 耳甲腔的后上方,胃穴与轮屏切迹连线的中点。

肝 耳甲艇的后下方。

(3)操作方法:

☺ 将耳穴用 75% 酒精消毒,将药籽贴压在单侧耳穴,每天定时按压 3 ～ 6 分钟,以有胀痛感为度。

☺ 双耳交替应用。

☺ 喘息气促,心悸者加肾、大肠、心。

☺ 痰多者加脾、肾。

☺ 头晕、耳鸣、遗精、月经紊乱者加肝、肾。

附　耳穴图

常用耳穴图

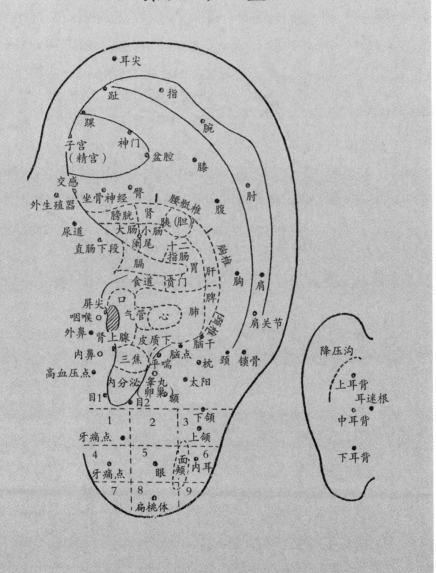

取穴耳郭表面解剖图

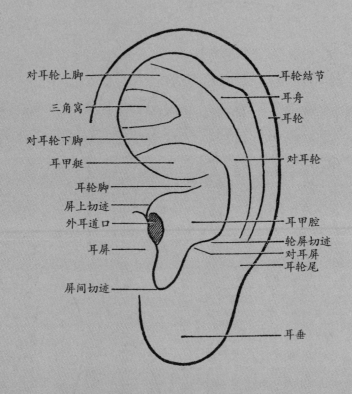

对耳轮上脚 —— —— 耳轮结节
三角窝 —— —— 耳舟
—— 耳轮
对耳轮下脚 ——
耳甲艇 —— —— 对耳轮
耳轮脚 ——
屏上切迹 ——
外耳道口 —— —— 耳甲腔
耳屏 —— —— 轮屏切迹
—— 对耳屏
—— 耳轮尾
屏间切迹 ——
—— 耳垂

耳穴形象分布图

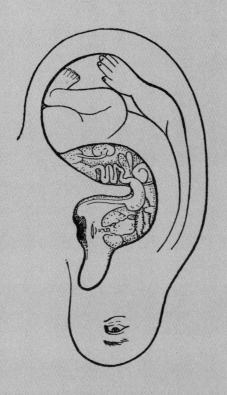